2.-6. Schuljahr

Nicola Kossen

Zucker

in unserer Ernährung

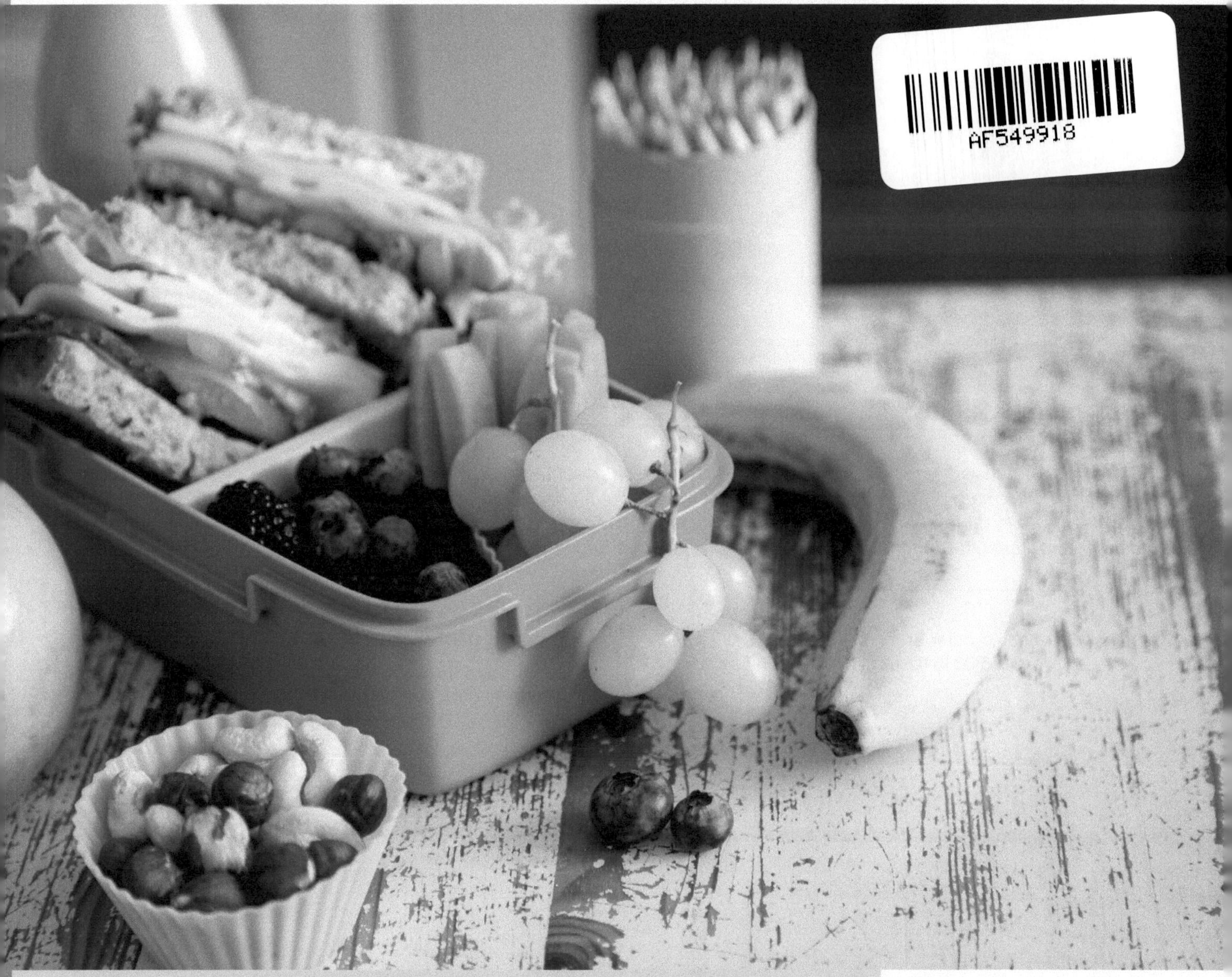

Ein „süßer“ Arbeitsband mit theoretischen Hintergründen und vielen gesunden Rezepten

Lernen mit Erfolg
KOHL VERLAG

www.kohlverlag.de

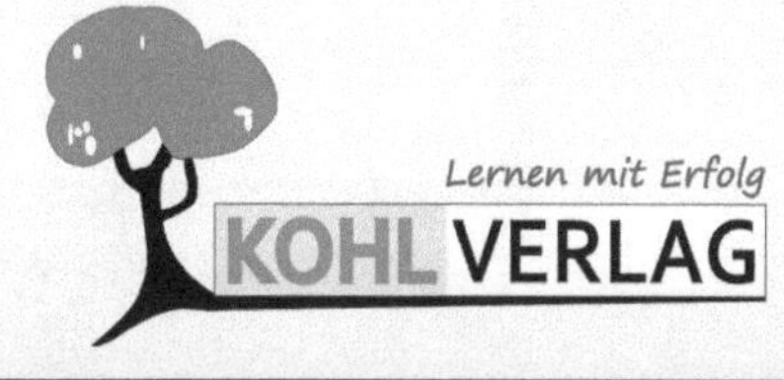

Zucker

in unserer Ernährung

2. Auflage 2025

Inhalt: Nicola Kossen
Umschlagbild: © anaumenko - AdobeStock.com
Redaktion: Kohl-Verlag
Grafik & Satz: Tatjana Wörner & Kohl-Verlag
Druck: Elanders Druck, Waiblingen

Bestell-Nr. 12 698

ISBN: 978-3-98558-008-8

Bildnachweise © AdobeStock:
S. 6-30: max_776; **S. 7:** Africa Studio; **S. 11:** manuta; **S. 13:** acrogame; **S. 14:** Bits and Splits, antiqueimages, Volodymyr, Henry St. John, dream79; **S. 16:** Marina Gorskaya; **S. 18:** brovkoserhii; **S. 19:** mizina; **S. 20:** beats_; **S. 21,31,32,33,34,37,44,45,49:** microphoto1; **S. 21:** Dmitri Stalnuhhin; **S. 22:** IKaterynaNovikova; **S. 23:** Dan Race (2x), danielabarreto, iconicbestiary, GraphicsRF; **S. 24:** M.Rode-Foto, Memoangeles, logo3in1, blueringmedia; **S. 26:** marucyan; **S. 27:** Björn Wylezich; **S. 28/29:** dream79; **S. 30:** photocrew; **S. 31:** Maya Pantic; **S. 32:** jula_lily; **S. 33:** HLPhoto; **S. 34:** Quade; **S. 35:** Mashanezemnush; **S. 36:** Valerii Dekhtiarenko; **S. 37:** womue; **S. 38:** marysckin; **S. 39:** FormaA; **S. 40:** Michael; **S. 41:** Aemuck; **S. 42:** beats_; **S. 43:** FomaA; **S. 44:** Anja Greiner Adam, exclusive-design; **S. 45:** Africa Studio; **S. 46:** gillianvann; **S. 47:** Zanete; **S. 48:** Andrea; **S. 49:** foodfoto; **S. 50:** pamela_d_mcadams; **S. 51:** scerpica, Nelea Reazanteva; **S. 52:** JRP Studio

Kontakt: Kohl-Verlag, An der Brennerei 37-45, 50170 Kerpen
Tel: +49 2275 331610, Mail: info@kohlverlag.de

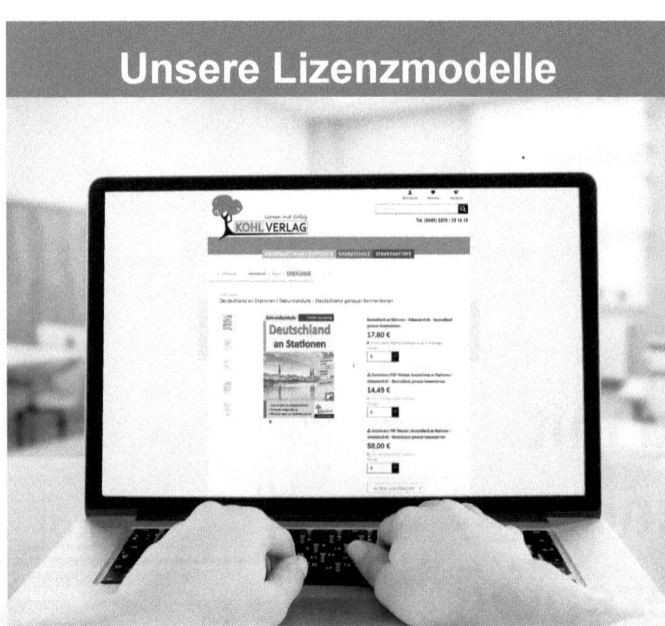

Der vorliegende Band ist eine Print-Einzellizenz

Sie wollen unsere Kopiervorlagen auch digital nutzen? Kein Problem – fast das gesamte KOHL-Sortiment ist auch sofort als PDF-Download erhältlich! Wir haben verschiedene Lizenzmodelle zur Auswahl:

	Print-Version	PDF-Einzellizenz	PDF-Schullizenz	Kombipaket Print & PDF-Einzellizenz	Kombipaket Print & PDF-Schullizenz
Unbefristete Nutzung der Materialien	x	x	x	x	x
Vervielfältigung, Weitergabe und Einsatz der Materialien im eigenen Unterricht	x	x	x	x	x
Nutzung der Materialien durch alle Lehrkräfte des Kollegiums an der lizensierten Schule			x		x
Einstellen des Materials im Intranet oder Schulserver der Institution			x		x

Die erweiterten Lizenzmodelle zu diesem Titel sind jederzeit im Online-Shop unter www.kohlverlag.de erhältlich.

Inhalt

Vorwort

Liebe Kolleginnen und Kollegen,

der Zuckergehalt unserer Ernährung und dessen gesundheitliche Bedeutung sind Themen, mit denen sich Erwachsene und auch Kinder vielfach konfrontiert sehen und beschäftigen.

Nahezu alle Menschen mögen Süßes bzw. den süßen Geschmack von Nahrungsmitteln. Ihr Verzehr führt dazu, dass wir uns vorübergehend leistungsstärker, konzentrierter und ausgeglichener – durch die Ausschüttung des Glückshormons Serotonin sogar kurzzeitig glücklicher – fühlen. Dafür sorgt nach dem Zuckerkonsum der schnelle Anstieg des Hormons Insulin, dessen Hauptaufgabe es ist, den aufgenommenen Zucker wieder aus dem Blut zu entfernen und an Organe und Zellen zu verteilen, die daraus Energie gewinnen. Wird regelmäßig Zucker verzehrt, kommt es zu einem chronisch erhöhten Insulinspiegel, der entzündungsfördernd und beschleunigend auf die Entwicklung vieler Krankheiten wirkt. Die Gewichtszunahme und die Schädigung der Zähne durch Zucker, die bereits im Kindesalter stark zunehmen, sind weitere Merkmale für die gesundheitlichen Auswirkungen des Zuckerkonsums.
Die durch den Verzehr von Zucker schnellen und hohen Schwankungen der Insulinausschüttung und damit des Blutzuckerspiegels versetzen unseren Körper in Stress, unser Immunsystem wird geschwächt. Die hohe Ausschüttung des Insulins führt andererseits zu einem Insulinmangel im Gehirn, was zu Vergesslichkeit und sogar Alzheimer-Demenz führen kann. Da der Körper nach immer mehr und häufigerem Zuckerverzehr verlangt, entsteht eine Art Suchtverhalten, ein Heißhunger, den wir immer häufiger empfinden und stillen müssen.
Zucker versteckt sich hinter zahlreichen Namen in den Zutatenlisten, die seine Existenz verschleiern. Häufig sind gleich mehrere Zuckerarten enthalten, ohne dass die Zutat „Zucker" genannt wird.

Zucker enthält keine Vitamine oder Mineralstoffe, sein Abbau in unserem Körper verbraucht diese vielmehr, sodass sie uns an anderen Stellen nicht mehr zur Verfügung stehen.
Zucker ist ein „einfaches" Kohlenhydrat. Kohlenhydrate stellen einen wesentlichen Teil unserer Nahrung dar und liefern uns Energie.
Im Gegensatz zum einfachen Kohlenhydrat Zucker lassen „komplexe" Kohlenhydrate (z. B. Vollkornprodukte, Obst, Gemüse etc.) den Blutzuckerspiegel nur langsam ansteigen und auch wieder absinken, wodurch ein längeres Sättigungsgefühl und weniger Stress für den Körper durch häufige, schnelle Insulinausschüttung entstehen. Kohlenhydrate sind der Treibstoff für Gehirn und Muskeln. Ihr Verzehr sorgt dafür, dass der Blutzuckerspiegel nicht unter einen kritischen Wert fällt.
Entscheidend ist, die Kohlenhydrate zu verzehren, die der Körper verwerten kann und die uns nähren.

Es ist in jeder Hinsicht sinnvoll, sich mit dem Thema „Zucker in unserer Ernährung" zu befassen, ihn aufzuspüren und Alternativen zu finden. Es gibt sie – die schmackhaften und gesunden Süßungsalternativen, die uns einen Genuss ohne Reue ermöglichen!

Kinder sind für die Thematik schnell zu begeistern und werden mit Enthusiasmus die Rezepte zubereiten und probieren.
Gesunde Ernährung ist gerade für Kinder ein wichtiges Thema, da in der Kindheit die Grundlagen für die späteren Ernährungsvorlieben gelegt werden.

Die vorliegende Unterrichtsreihe legt einen Schwerpunkt auf die praktische Erfahrung der gesunden Ernährung, ohne mit erhobenem Zeigefinger Süßes zu verbieten. Sie stellt Süßungsalternativen in den Vordergrund und erklärt diese in einem ersten, theoretischen Teil für die Lehrkraft, dem ein Theorieteil für die Lerngruppe mit zahlreichen Selbsterfahrungsmöglichkeiten folgt. Es werden verschiedene, alternative Möglichkeiten zum Süßen der Speisen verwendet, sodass ausprobiert und nach Geschmack entschieden und variiert werden kann.

Die Unterrichtsreihe ist im Rahmen des Unterrichts, einer AG, Projektwoche oder eines Workshops durchführbar.
Selbstverständlich können im praktischen Teil auch eine Auswahl bzw. nur einzelne Rezepte zubereitet werden – je nach Gegebenheiten und Voraussetzungen der (Lern-) Gruppe.
Im Rahmen der Unterrichtsreihe erstellen die SchülerInnen bzw. Teilnehmer eine Mappe mit den Arbeitsblättern und Rezepten, die sie anschließend mit nach Hause nehmen können.
Die Kosten für die Lebensmittel können entweder über einen kleinen Beitrag von den Eltern eingesammelt oder über die Klassenkasse finanziert werden. Die Resonanz seitens der Eltern in Bezug auf das Thema ist erfahrungsgemäß sehr positiv.
Bitte achten Sie vorab auf die Abfrage eventueller Allergien.

Viel Freude und Spaß bei der Umsetzung der Unterrichtsreihe wünschen Ihnen und Ihrer Lerngruppe das Team des Kohl-Verlages und

Nicola Kossen

„Es ist nicht alles Zucker, was süß ist …“

Über die Autorin

Ich bin Grundschullehrerin und habe mich im Rahmen eines Fernstudiums zur Ernährungsberaterin weitergebildet.
Die vollwertige Ernährung ist ein wichtiger Bestandteil meines Lebens. Seit vielen Jahren ernähre ich mich ohne die Verwendung von Fabrikzucker und achte beim Einkauf und der Verwendung von Lebensmitteln darauf, dass diese möglichst unverarbeitet sind.
Vor einigen Jahren habe ich mit der Anschaffung einer Getreidemühle begonnen, selbst Brot und Brötchen aus Vollkornmehl zu backen.
In meiner Freizeit gebe ich Kurse für Kinder und zeige ihnen, wie sie schon mit einfachen Mitteln gesunde Nahrungsmittel zubereiten können – kinderleicht und mit viel Spaß!
Die Lieblingsrezepte der Kinder (auch meiner beiden eigenen) habe ich in einer Unterrichtsreihe zusammengestellt, die ich selbst mehrfach durchgeführt habe.

1. Allgemeines zum Thema „Zucker“

Informationen für die Lehrkraft

Das Thema „Zucker in unserer Ernährung“ ist zunehmend präsent. So genannte Zivilisationskrankheiten, z. B. Diabetes Typ 2, nehmen zu und betreffen immer mehr Kinder. Gerade bei Kindern spielt also die Ernährung eine bedeutsame Rolle, da im Kindesalter wichtige Grundlagen für Ernährungsgewohnheiten und die Prägung des Geschmackssinnes gelegt werden.
Gesunde Ernährung und Bewegung sind ein wichtiger Beitrag zu unserer Gesundheit, den wir selbst leisten können.
Mit dem Wort „Zucker“ verbinden wir vor allem Süßigkeiten, süße Snacks oder Getränke.

Zucker versteckt sich allerdings nicht nur in Süßigkeiten, sondern auch in vielen Nahrungsmitteln, bei vielen würde man ihn nicht vermuten. Häufig findet man ihn unter anderen Namen in der Zutatenliste. Es gibt über 70 Bezeichnungen für Zucker, die ihn „tarnen“!

Erwachsene wissen, dass der Verzehr von herkömmlichem Einfach- und Zweifachzucker unserer Gesundheit schadet und zahlreiche Erkrankungen begünstigt (Diabetes, Zahnkaries, Herz- Kreislauferkrankungen, Schwächung der Darmflora und des Immunsystems, möglicherweise sogar Begünstigung von Krebserkrankungen, etc.).
Dass wir unseren Zuckerkonsum im Blick behalten sollten, da der Verzehr von zu viel Zucker schädlich sein kann, ist bekannt. Manche Experten bezeichnen ihn sogar als „das süße Gift“.
Zucker ist ein Kohlenhydrat. Kohlenhydrate sind Energielieferanten und Treibstoff für unser Gehirn und die Muskeln. Es gibt mehrere Arten: Einfach-, Zweifach-, Mehrfach- und Vielfachzucker.
Die Einfach- und Zweifachzucker sind die „süßen“ Kohlenhydrate, wie herkömmlicher Haushaltszucker, Traubenzucker, Fruchtzucker und Milchzucker.
Herkömmlicher Zucker ist ein industriell stark verarbeitetes Produkt, das in der Natur in dieser Form nicht vorkommt. Er enthält keine Nährstoffe oder Vitamine, für seinen Abbau werden im Verdauungsprozess allerdings dem Körper vorhandene Vitamine entzogen. Herkömmlicher Zucker gilt daher als „leeres Kohlenhydrat“ und als „Vitaminräuber“.

Der Körper hat keinen Mechanismus, mit einem regelmäßigen Zuckerkonsum stressfrei fertig zu werden.
Mehrfach- und Vielfachzucker findet man in Getreide, Vollkornprodukten, Hülsenfrüchten, Obst und Kartoffeln in Form von Stärke bzw. Fruchtzucker (Fruktose).
Alle Zuckerarten liefern dem Körper Energie, allerdings sind Mehrfach- und Vielfachzucker für den Körper die gesündere Alternative, da sie beim Verdauungsprozess weniger Stress verursachen (der Blutzuckerspiegel steigt langsamer an, die Bauchspeicheldrüse muss weniger bzw. langsamer Insulin ausschütten, um den Zucker im Blut abzubauen).

1. Allgemeines zum Thema „Zucker“

Informationen für die Lehrkraft

Einfach- und Zweifachzucker lassen den Blutzuckerspiegel sehr schnell und hoch ansteigen und auch wieder abfallen, was die Bauchspeicheldrüse in Stress versetzt, eine große Menge Insulin in kurzer Zeit zu produzieren und auszuschütten. Für den schnellen Energiekick zahlen wir also einen hohen Preis.

Als wichtiger Richtwert für den Anstieg des Blutzuckerspiegels gilt der „glykämische Index“ eines Lebensmittels (z. T. wird auch der Begriff „Glyx“ verwendet). Dieser Wert gibt an, in welchem Maß nach dem Verzehr eines kohlenhydrathaltigen Lebensmittels der Blutzuckerspiegel ansteigt, also der Organismus durch dessen Verdauung belastet wird. Je höher der Wert ist, desto mehr Zucker gelangt ins Blut und belastet den Körper.

Es geht also bei der Auswahl der Lebensmittel in einer gesunden Ernährung auch darum, die „richtigen“ Kohlenhydrate zu sich zu nehmen!
Diese finden wir vor allem in Vollkorngetreide, Gemüse und Obst, die durch ihren Fruktose- bzw. Stärkegehalt eine eigene Süße mitbringen und nicht zusätzlich gesüßt werden müssen. Diese Kohlenhydrate belasten den Körper nicht, versorgen ihn zudem mit wichtigen Nährstoffen und sorgen für ein längeres Sättigungsgefühl.

Diese Unterrichtsreihe legt einen Fokus auf den Zucker in unserer Ernährung und zeigt Alternativen auf, wie man (süße) Lieblingsrezepte selbst herstellen und so der „Zuckerfalle“ entkommen kann.
Bei allen Zuckeralternativen gilt, dass sie in Maßen verzehrt werden sollten.

Die Unterrichtsreihe verzichtet bewusst auf den erhobenen Zeigefinger und Verbote. Sie möchte vielmehr informieren und Schüler zu einem bewussten Umgang mit ihrer Ernährung anleiten.

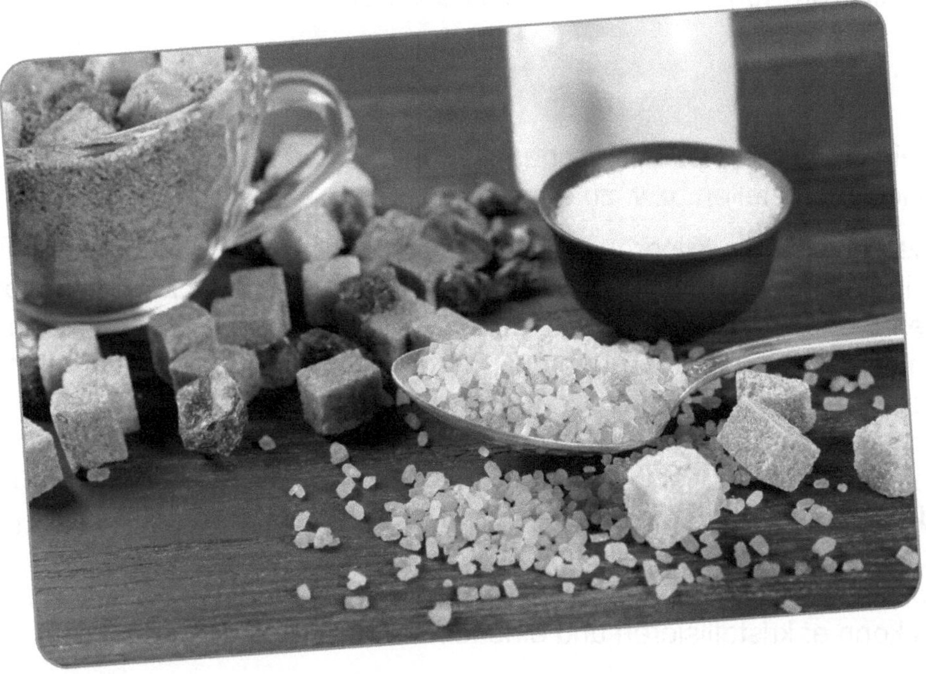

1. Alternative Süßungsmittel

Informationen für die Lehrkraft

Als Alternative zum herkömmlichen weißen Haushaltszucker stehen uns zahlreiche Süßungsmittel zur Verfügung. Eine Auswahl und ihre jeweilige gesundheitliche Bedeutung wird im Folgenden vorgestellt.

Zucker

Zucker wird aus heimischen Zuckerrüben und tropischem Zuckerrohr gewonnen und besteht hauptsächlich aus Saccharose (leicht verdauliches und „leeres“ Kohlenhydrat).
Es gibt verschiedene Zuckerarten, z. B. Glukose (Traubenzucker), Fruktose (Fruchtzucker), Lactose (Milchzucker), Stärke (schmeckt erst bei längerem Kauen süß; z. B. in Kartoffeln) oder Saccharose (typischer Haushaltszucker).
Alle zählen zu den Kohlenhydraten.
Zucker ist ein preisgünstiger Geschmacksträger.
Zum Überleben brauchen wir keinen zugesetzten Zucker, dennoch konsumieren wir große Mengen davon (pro Person ca. 30 kg pro Jahr; seit 1950 ist der Wert um 10 kg gestiegen), z. T. auch „versteckt“ in verarbeiteten Lebensmitteln.
Zucker ist sehr kalorienhaltig (100 g Zucker: 400 kcal).
Sein Verzehr sorgt für einen schnellen Anstieg des Blutzuckerspiegels, wodurch vermehrt das Hormon Insulin ausgeschüttet wird. Sein Konsum erzeugt daher über den Tag betrachtet große Schwankungen des Blutzuckerspiegels.
Zucker fügt dem Körper keine Nährstoffe zu, verbraucht diese aber bei seiner Verdauung. Daher gilt er als „Vitaminräuber“.
Der Verzehr von Zucker aktiviert das Belohnungssystem im Gehirn (Dopamin, bekannt als „Glückshormon“, wird ausgeschüttet), wodurch ein Gewöhnungs- und suchtähnlicher Effekt entsteht. Der Körper (das Gehirn) verlangt in der Folge nach immer mehr und immer häufigerer Zuckerzufuhr.
Auf Grund der starken Zunahme an übergewichtigen Menschen und ernährungsbedingten Erkrankungen empfiehlt die WHO eine Höchstmenge von maximal 25 g Zucker (ca. 6 Teelöffel) pro Tag. Dazu zählen alle Zuckerarten.

Honig

Honig ist ein (vorzugsweise heimisches), nicht veganes Naturprodukt und dadurch klimafreundlich herzustellen bzw. zu erwerben.

Eine Biene muss für ein Kilogramm Honig ca. 3 - 4 Millionen Blüten aufsuchen. Sie saugt mit ihrem Rüssel den Nektar aus den Blüten, der sich im Bienenmagen mit körpereigenen Stoffen verbindet. Im Bienenstock würgt die Biene diesen Nektar wieder heraus und lagert ihn in den Waben aus Bienenwachs, wo er reift und das meiste Wasser verliert; übrig bleibt der zähflüssige Honig.
Im Supermarkt werden oft billige Honige angeboten, die mit Fabrikzucker gestreckt sein könnten. Daher empfiehlt es sich, Honig beim lokalen Imker des Vertrauens zu kaufen, da hier die Bienen auch heimische Blütennektare sammeln. Diese gelten überdies als desensibilisierend für Allergiker.
Naturbelassenen Honig füllt der Imker aus den geschleuderten Waben direkt ins Glas ab. Dabei kann er kristallisieren und eine feste Konsistenz bekommen.

1. Alternative Süßungsmittel

Industriell produzierter Honig wird in der Regel aus verschiedenen Honigen gemischt, die gewärmt und gerührt werden, um eine einheitliche Konsistenz zu erhalten. Dadurch gehen Frische und Naturbelassenheit verloren.
Der Blick auf das Kleingedruckte auf dem Honigglas verrät oft, dass es sich um eine „Mischung aus Honig aus EG-Ländern und Nicht-EG-Ländern" handelt. Das heißt, der Honig kann von überallher kommen. Heimische Blüten und Pollen sind aus gesundheitlichen Gründen allerdings unbedingt vorzuziehen. Sie können beispielsweise desensibilisierend bei Pollenallergien wirken, da der Körper mit den ihm bekannten Blüten konfrontiert wird.
Der deutsche Imkerbund hat für seine Honige hohe Maßstäbe angesetzt, die weit über die EU-Verordnungen hinausgehen. Beim Gütesiegel „Echter deutscher Honig" muss der Honig ausschließlich in Deutschland produziert werden und naturbelassen sein.
Durch viele verschiedene Blüten weist der Honig eine hohe Geschmacksvielfalt auf.
Seine Süßkraft ist höher als die des Haushaltszuckers (man benötigt also weniger).
Honig besteht zum größten Teil aus Zucker: ca. 40 % Fruktose, 30 % Glukose, 7 % Maltose und 1 % Saccharose, wodurch er Karies begünstigen kann und – wie alle Zuckeralternativen – in Maßen verzehrt werden sollte. Darüber hinaus enthält er viele wertvolle Enzyme, Vitamine, Mineralstoffe, Aminosäuren etc. Er gilt als entzündungshemmend und als „pflanzliches Antibiotikum". Durch die enthaltenen Antioxidantien wirkt er sich herzgesund und blutdrucksenkend aus.
Im Vergleich zu Haushaltszucker enthält Honig weniger Kalorien (100 g Honig: 300 kcal). Sein glykämischer Index liegt etwas unter dem des Haushaltszuckers (Honig: 50, Haushaltszucker: 65).

Agavendicksaft

Er wird aus der mexikanischen Agave gewonnen, deren Pflanzensaft aufgefangen und durch Erhitzen entwässert wird. Dadurch entsteht ein dicker Sirup. Agavendicksaft ist kein regionales Produkt. Seine hohe Nachfrage führt zu weiten Transportwegen sowie zur Entstehung großer Monokulturen in Mexiko. Daher gilt seine Herstellung und Verbreitung als klimaschädlich und nicht nachhaltig.
Agavendicksaft hat eine höhere Süßkraft als Haushaltszucker, bei geringerem Kaloriengehalt (3/4 der Zuckermenge ist ausreichend). Er weist einen relativ geringen Eigengeschmack auf.
Agavendicksaft ist vegan. Durch seine gute Löslichkeit ist er auch zum Süßen von Flüssigkeiten und flüssigen Speisen geeignet.
Er enthält gesunde Begleitstoffe, wie Mineralstoffe, Spurenelemente und sekundäre Pflanzenstoffe.
Agavendicksaft hat einen hohen Fruktosegehalt (ca. 80 %), daher ist er für Menschen mit Fruktoseintoleranz ungeeignet. Der Verzehr von Fruktose kann die Entstehung eines „metabolischen Syndroms" begünstigen (u. a. Fettleibigkeit, Bluthochdruck, Diabetes sowie erhöhte Blutfette, die Herz-Kreislauferkrankungen zur Folge haben können). Bei der Verdauung wird Fruktose in der Leber zu Fett abgebaut, was zu einer Leberverfettung führen kann.
Durch seine klebrige Konsistenz kann Agavendicksaft zahnschädigender sein als Zucker.
Agavendicksaft hat mit 20 einen niedrigeren glykämischen Index als Haushaltszucker (65). Der hohe Fruktosegehalt ist allerdings gesundheitlich nicht unbedenklich.

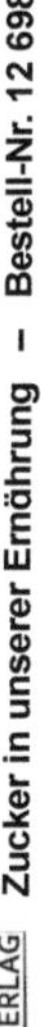

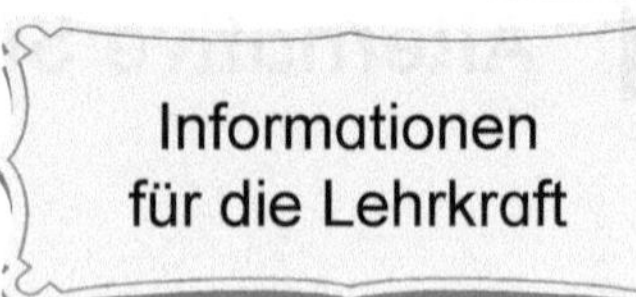

Trockenfrüchte

Zum Süßen werden vorwiegend getrocknete Datteln, Aprikosen, Feigen und Rosinen verwendet. Diese werden im Handel häufig „geschwefelt" angeboten, wodurch B-Vitamine verloren gehen. Daher empfiehlt es sich, beim Einkauf auf ungeschwefelte Trockenfrüchte zu achten. Die Schwefelung gilt zudem als gesundheitlich bedenklich für Allergiker und Asthmatiker.
Bei der Herstellung wird den Früchten bis zu 30 % Wasser entzogen, es entsteht also ein „Obstkonzentrat".
Trockenfrüchte sind relativ kalorienreich, z. B. deutlich kalorienreicher als frische Früchte (ca. 60-70 % mehr Kalorien durch den Dörrvorgang).
Sie enthalten viele Vitamine, Mineralstoffe, Spurenelemente und Ballaststoffe, wenn auch weniger als das vergleichbare frische Obst.
Ihr glykämischer Index ist zwar etwas niedriger als der des Zuckers (d. h. der Blutzuckerspiegel steigt etwas langsamer und die Sättigung hält länger an), allerdings sollten Trockenfrüchte auf Grund des hohen Fruchtzuckergehaltes sparsam zum Süßen verwendet werden.
Bei empfindlichen Menschen können sie Blähungen hervorrufen und haben eine leicht abführende Wirkung.
Trockenfrüchte sind insgesamt gesünder als herkömmliche Süßigkeiten zu bewerten, aber durch den hohen Fruchtzucker- und Kaloriengehalt sparsam zu verzehren, d. h. nicht mehr als die vergleichbare Menge an frischem Obst (das sind z. B. zwei getrocknete Aprikosen).
Birkenzucker kann zu Beginn des Verzehrs abführend wirken, was nach einer Eingewöhnungszeit nachlässt.

Birkenzucker (Xylit)

Er enthält weniger Kalorien als Zucker bei ähnlicher Süßkraft (100 g Xylit: 240 kcal / 100 g Zucker: 400 kcal).
Sein Aussehen und die Süßkraft sind vergleichbar mit herkömmlichem Zucker, er kann daher 1:1 statt Zucker verwendet werden (Achtung: Xylit verträgt sich nicht mit Hefe).
Birkenzucker ist nicht von Natur aus geschmacksneutral, eher leicht minzig, daher sollte man beim Kauf darauf achten, dass es sich um die geschmacksneutrale Variante handelt.
Birkenzucker hat einen niedrigen glykämischen Index und ist daher auch für Diabetiker geeignet. Er wirkt antikariogen (beugt Zahnkaries vor), ist daher zahnfreundlich und wird auch für Zahncremes und Kaugummi verwendet.
Seine Herstellung ist sehr teuer (dadurch hoher Kaufpreis von 8 bis 16 € pro Kilo, je nach Reinheit) und bedenklich in Bezug auf die Umwelt, da Schwefelsäure bzw. Natronlauge zum Einsatz kommt.
Heute wird Birkenzucker nicht mehr – wie nach seiner Entdeckung – aus der Birkenrinde gewonnen, sondern durch starke Erhitzung aus Reststoffen wie Stroh, Maisspindeln und Getreidekleie. Er ist daher ein aufwändig produziertes und stark verarbeitetes Süßungsmittel.
Birkenzucker kann zu Beginn des Verzehrs abführend wirken, was nach einer Eingewöhnungszeit nachlässt.

KOHL VERLAG Zucker in unserer Ernährung – Bestell-Nr. 12 698

Kokosblütenzucker

Kokosblütenzucker ist ein relativ natürliches Produkt.
Im Vergleich zu Haushaltszucker weist er einen geringeren Verarbeitungsgrad auf. Der Blütennektar der Kokospalme wird gesammelt, gekocht und getrocknet.
Sein Transport aus Übersee belastet allerdings das Klima.
Kokosblütenzucker besteht hauptsächlich aus Zucker und hat fast genauso viele Kalorien. Er kann Karies begünstigen. Zur Gewichtsreduktion und für Diabetiker ist er ungeeignet.
Kokosblütenzucker hat einen karamellartigen Eigengeschmack und ist daher nur beschränkt einsetzbar.
Er enthält zwar Vitamine und Nährstoffe, die geringen Mengen tragen aber nur wenig zur Nährstoffversorgung bei.
Kokosblütenzucker ist 20 bis 50-mal so teuer wie die vergleichbare Menge Haushaltszucker.
Sein glykämischer Index liegt mit 54 nur knapp unter dem des Haushaltszuckers.

Stevia

Stevia ist im eigentlichen Sinne kein natürliches Süßungsmittel. Es wird nicht natürlich aus den Blättern der Stevia-Pflanze gewonnen, sondern aus ihnen werden in einem aufwändigen, chemischen Verarbeitungsprozess die süßen Inhaltsstoffe isoliert (Steviolglykoside = Zusatzstoff E 960).
Es wirkt nicht karieserzeugend und hat einen lakritzartigen Eigengeschmack.
Stevia ist fast kalorienfrei und hat keinen Einfluss auf den Blutzuckerspiegel.
Es hat die 300-fache Süßkraft im Vergleich zu herkömmlichem Zucker.
Stevia ist eine interessante Alternative für Diabetiker und Menschen mit Gewichtsproblemen. Es wächst nicht in Europa, sondern in Übersee, der Transport der Rohstoffe sowie die Verarbeitung belasten das Klima. Je nach Zusatzstoffen ist Stevia-Streusüße 4 bis 40-mal so teuer wie die vergleichbare Menge Haushaltszucker.

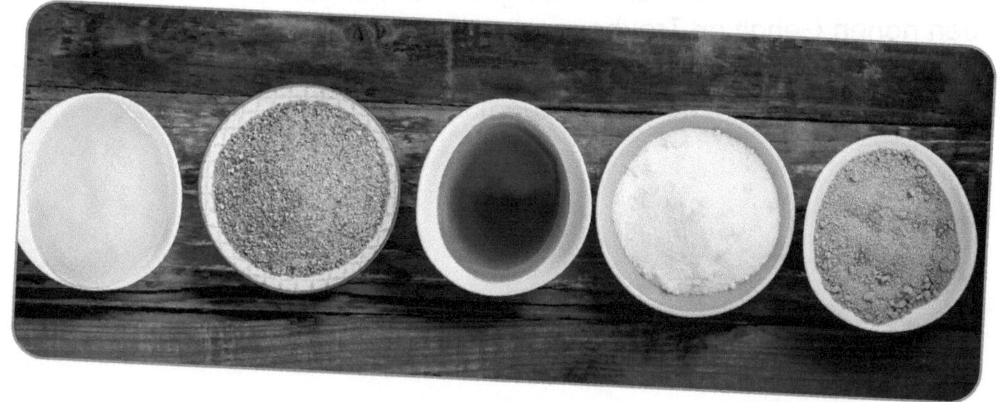

Ahornsirup

Ahornsirup ist eine dicke Flüssigkeit mit kräftigem, herbem Eigengeschmack.
Er wird aus dem geernteten Saft des Ahornbaumes durch Einkochen und Karamellisieren gewonnen. Die Ernte ist nur in einem kurzen Zeitfenster und in bestimmten Höchstmengen möglich. Abhängig von der Erntezeit entstehen unterschiedliche Qualitätsstufen und Aromen.
Kanada ist der Hauptexporteur, allerdings ist der Name „Ahornsirup" ungeschützt. Wegen seiner aufwändigen und kostenintensiven Herstellung über Holzfeuer wird er z. T. mit Zuckerwasser gepanscht. Daher empfiehlt es sich, beim Einkauf auf Bio-Produkte zu achten.
Ahornsirup besteht zu 60 % aus normalem Zucker und gilt daher nicht als „gesunde" Zuckeralternative. Er weist einen hohen glykämischen Index von 55 auf.
Ahornsirup enthält Vitamin B, Mineralstoffe (allerdings in geringen Mengen), Antioxidantien und wirkt entzündungshemmend.
Ahornsirup enthält z. B. im Vergleich zum Agavendicksaft einen geringeren Fruktosegehalt von 40 %, ähnlich dem des Honigs. Er ist eine schmackhafte Zuckeralternative, die diesem vorzuziehen, allerdings sparsam zu verwenden ist.

Reissirup

Reissirup wird durch Erhitzung von Reismehl und Zugabe von Enzymen aufwändig hergestellt. Er hat einen leicht karamelligen Geschmack, seine Farbe und Konsistenz sind vergleichbar mit der des Honigs.
Reissirup ist glutenfrei und vegan. Er enthält nur Spuren von Fruktose und ist daher für Menschen mit Fruktoseunverträglichkeit geeignet und gilt allgemein als gut verträglich.
Reissirup hat einen geringeren Kaloriengehalt als Zucker (100 g Reissirup: 300 kcal, 100 g Zucker: 400 kcal) und enthält im Gegensatz zum Zucker Nährstoffe, wie Kalium, Eisen etc.
Die Süßkraft von Reissirup ist durch den hohen Anteil an Mehrfachzuckern, der für eine langsamere Verstoffwechselung sorgt, vergleichsweise gering. Dadurch benötigt man zum Süßen im Vergleich zu Zucker eine größere Menge.
Durch den hohen Gehalt an Traubenzucker ist der glykämische Index mit 98 dennoch hoch, d. h. der Blutzuckerspiegel steigt nach dem Verzehr ähnlich schnell und hoch an wie nach dem Verzehr von herkömmlichem Zucker.

2. Die Geschichte des Zuckers (1 Unterrichtsstunde)

Im Rahmen der Unterrichtsreihe erstellen die Schüler einen Themenhefter, in den alle Arbeitsblätter des theoretischen und alle Rezepte des praktischen Teils eingeheftet werden.

Hierfür erhalten die Schüler einen Heftstreifen oder verwenden einen Schnellhefter. Der Themenhefter kann anschließend im Rahmen der Leistungsbewertung im Fach Sachkunde benotet werden.

- Stuhlkreis: Die Lehrkraft zeigt den Kindern die Abbildung einer Zuckerrohrpflanze und einer Runkelrübe (Zuckerrübe). Die Schüler äußern ihre Vermutungen, worum es sich handelt.
- Die Lehrkraft verteilt vier Bildkarten an Schüler und liest den Text „Die Geschichte des Zuckers" vor; die Schüler legen ihre Karte in die Mitte, sobald die jeweilige Abbildung im Text erwähnt wird.
- Die Schüler erhalten das Arbeitsblatt „Die Geschichte des Zuckers", schneiden die Bilder aus und kleben sie an die richtigen Stellen.
- Die Schüler erhalten einen Heftstreifen sowie das Deckblatt für den Themenhefter zur Gestaltung; das fertige Arbeitsblatt wird hinter das Deckblatt in den Themenhefter eingeheftet.

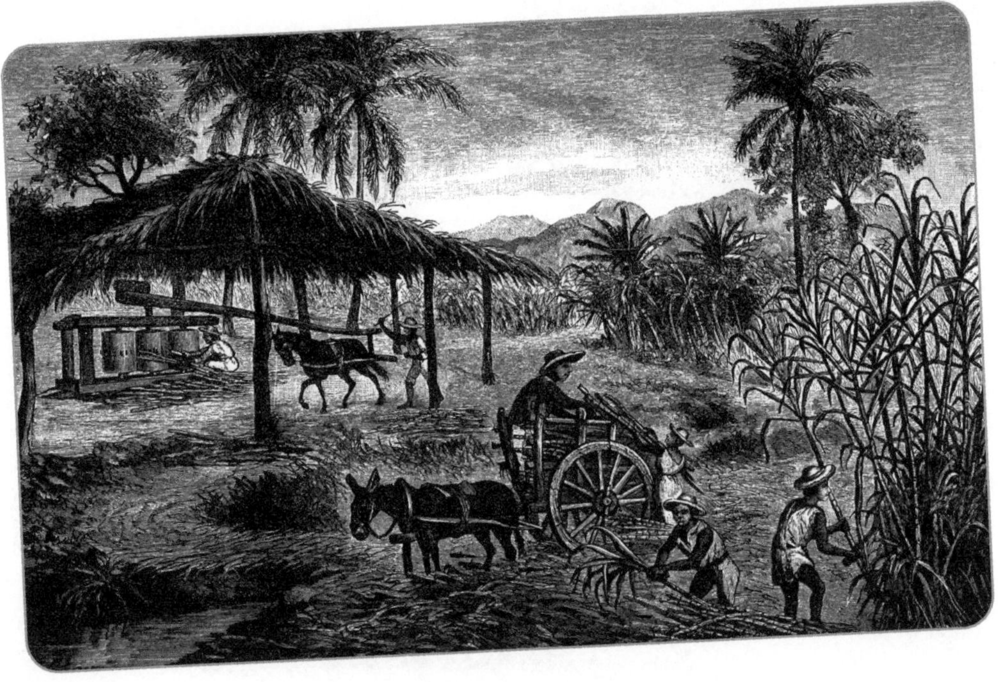

KOHL VERLAG Zucker in unserer Ernährung – Bestell-Nr. 12 698

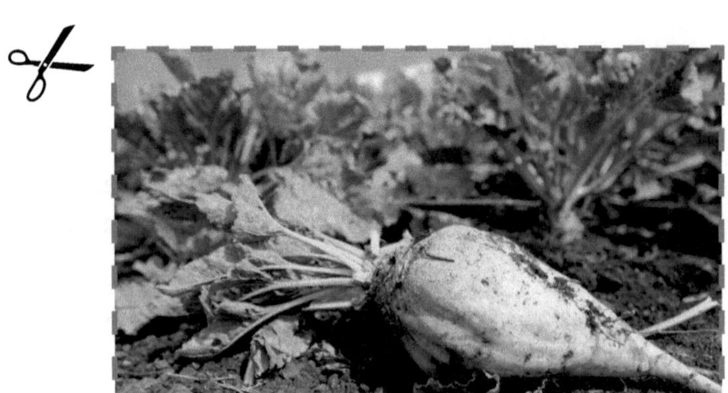

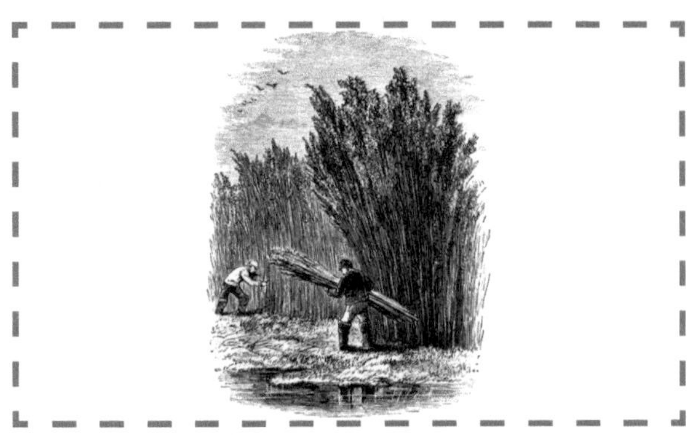

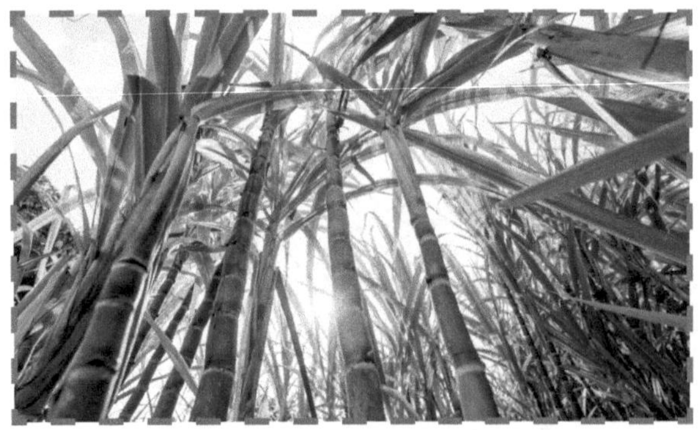

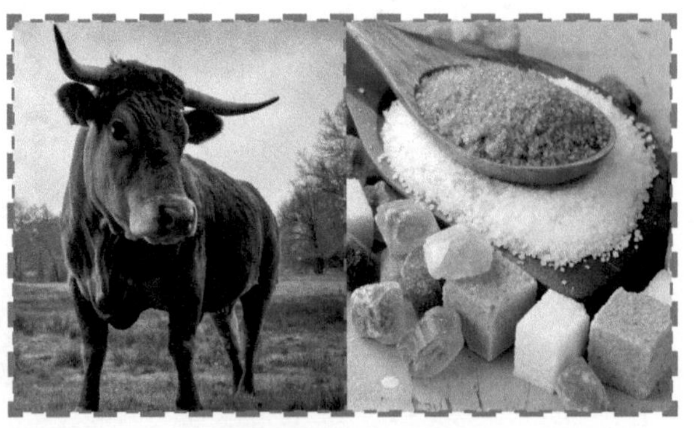

Die Geschichte des Zuckers

Zucker wurde ursprünglich aus Zuckerrohr gewonnen, der aus der Südsee stammte.

Bild 1
hier einkleben

Schon 15 000 Jahre vor Christus nahmen Seefahrer ihn als Proviant mit auf ihre Seefahrten.

Auch in Indien und China wurde Zuckerrohr schon früh angebaut.
Im Mittelalter war Zucker Luxus und kostete ein Vermögen. Im Jahr 1370 tauschte man z. B. zwei Mastochsen für ein Kilo Zucker.

Bild 2
hier einkleben

Die Geschichte des Zuckers steht in enger Verbindung mit Sklaverei.

1493 brachte Kolumbus das Zuckerrohr nach Mittelamerika. Dort wurden die Indios von den europäischen Eroberern zur Arbeit in Zuckerrohrplantagen gezwungen.

Bild 3
hier einkleben

Da die Indios den harten Arbeitsbedingungen nicht gewachsen waren, verschleppten die Europäer Afrikaner nach Amerika, um die harte Arbeit zu erledigen.
Sklaverei gibt es heute nicht mehr, aber bis heute sind die Arbeitsbedingungen auf Zuckerrohrfeldern in Indien, Thailand, Südafrika, den karibischen Inseln und Brasilien schlecht.

Ab dem 18. Jahrhundert bekam das Zuckerrohr Konkurrenz. 1747 entdeckte der Berliner Wissenschaftler Andreas Sigismund Markgraf, dass auch die Runkelrübe Zucker enthält.

Bild 4
hier einkleben

1801 entstand die erste Rübenzuckerfabrik in Schlesien.

Heute wird 80 % des Zuckerbedarfs in Europa mit hier angebauten Rüben gedeckt.
In der EU werden pro Jahr ca. 120 Mio. Tonnen Zuckerrüben produziert. Daraus entstehen 14 bis 16 Mio. Tonnen Kristallzucker.
Die Einfuhr von Rohrzucker nach Europa ist teuer.
Weltweit entsteht aber gut die Hälfte des Zuckers aus Zuckerrohr.

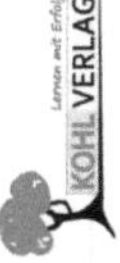

Zucker in unserer Ernährung

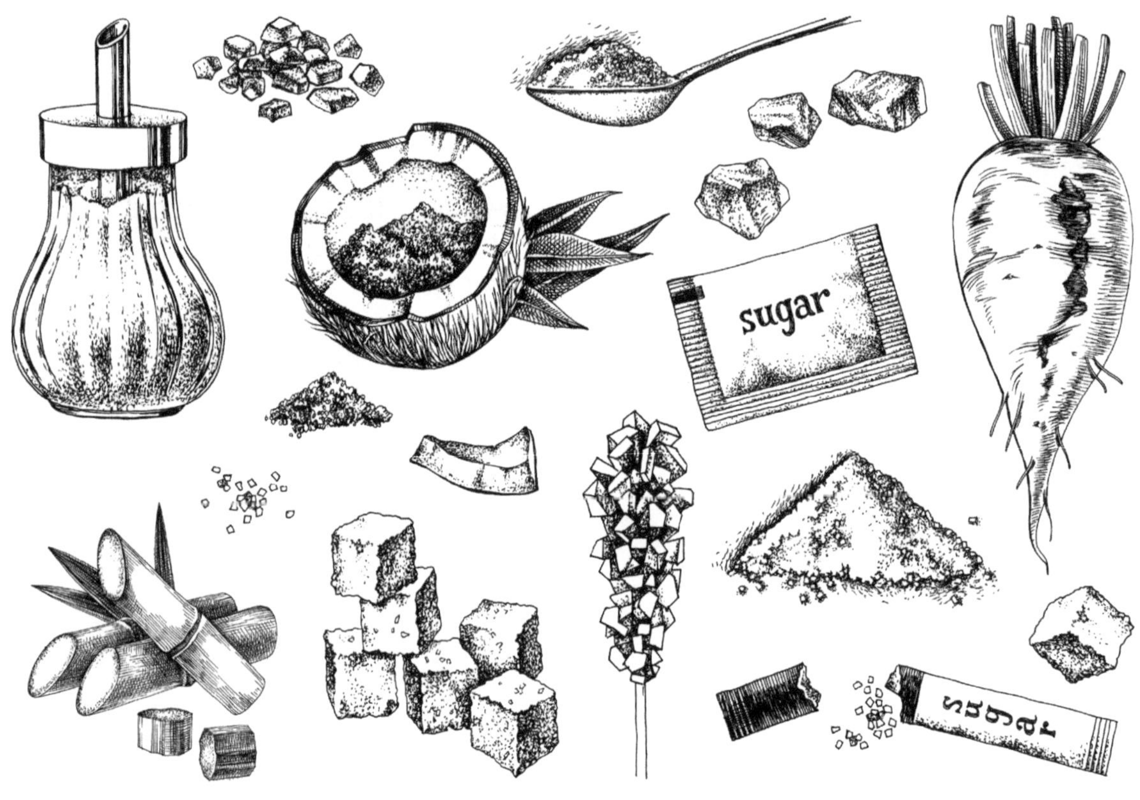

Name: ______________________

2. Was esse ich gerne? (2 Unterrichtsstunden)

Theoretischer Teil der Unterrichtsreihe

- Stuhlkreis: Besprechung des Arbeitsblattes „Was esse ich (gerne)?“

- Die Schüler bearbeiten das Arbeitsblatt an ihren Plätzen.

- Die Schüler erhalten verschiedene Prospekte von Lebensmittelmärkten (diese können auch von ihnen mitgebracht werden), schneiden Lebensmittelbilder aus und kleben diese zur Verzierung auf das Arbeitsblatt.

- Im Plenum werden die Ergebnisse vorgelesen und beispielhaft an der Tafel notiert.

- Die Lehrkraft betrachtet mit den Kindern die Ernährungsgewohnheiten und -vorlieben (süß, herzhaft/umami, sauer, bitter, salzig), die erkennbar sind; wichtig ist die Herausarbeitung der Nahrungs- und Lebensmittel, die oft versteckten, zugesetzten Zucker enthalten (z. B. auch Wurst, Trinkjoghurt, Brot, Ketchup etc.); diese werden an der Tafel unterstrichen.

- Unterrichtsgespräch über die Frage „Warum essen die meisten Menschen so gerne süß?“ (Sammeln von Vermutungen)

- Tafeltext zum Eintrag auf ein Linienblatt mit Schmuckrand (siehe Anhang) für den Themenhefter:

  Tausende Geschmacksknospen auf unserer Zunge arbeiten daran, dass wir die fünf Geschmacksrichtungen salzig, bitter, süß, sauer und umami (fleischig-herzhaft) wahrnehmen.
  Diese Wahrnehmungen werden an unser Gehirn gesendet, das entscheidet, ob wir den Geschmack mögen oder nicht.
  Die meisten Menschen lieben Süßes! Das ist uns offenbar angeboren.
  Wenn unsere Vorfahren in der Steinzeit süße Früchte naschten, wussten sie, diese liefern Energie und sind nicht gefährlich.
  Heute leben wir natürlich nicht mehr in der Steinzeit, naschen aber viel mehr! Wir bewegen uns viel weniger und verbrauchen weniger Kalorien.
  Zucker liefert schnelle Energie und viele Kalorien.
  Darum ist es gut zu wissen, welche Nahrungsmittel Zucker enthalten, damit wir nicht zu viel davon verzehren und gesund bleiben.

- Das Arbeitsblatt „Was esse ich (gerne)?“ sowie die Abschrift des Tafeltextes werden in den Themenhefter eingeheftet.

Was esse ich (gerne)?

Was ist dein Lieblingsessen? ____________________

Welche Farbe hat es? ____________________

Wie schmeckt dein Lieblingsessen (süß, herzhaft ...)? ____________________

Was trinkst du gerne? ____________________

Welche Farbe hat dein Lieblingsgetränk? ____________________

Wie schmeckt dein Lieblingsgetränk? ____________________

Nenne 2 Obstsorten, die du gerne isst: ____________________

Nenne 2 Gemüsesorten, die du gerne isst: ____________________

Nenne 2 gesunde Lebensmittel: ____________________

Nenne 2 ungesunde Lebensmittel: ____________________

Nenne je ein Lebensmittel mit der Farbe ...

Grün: ____________________

Rot: ____________________

Blau: ____________________

Weiß: ____________________

Gelb: ____________________

Braun: ____________________

In meiner Frühstücksdose ist/war heute: ____________________

____

Datum: ____________ Name: ____________

2. Zucker in unserer Nahrung (1 Unterrichtsstunde)

- Stuhlkreis: Lebensmittel ausstellen, in denen „versteckter Zucker“ enthalten ist, z. B. Wurst, Ketchup, Limo, Mayonnaise, eingelegte Gurken, Cornflakes, Trinkjoghurt, Brot, Müsli „Weniger süß“, Marmelade, Nuss-Nougat-Aufstrich, Brot, Müsliriegel, Energydrink.
  In welchen Lebensmitteln vermutest du Zucker? (Reihenfolge der Zutatenliste erklären)

- Versteckten Zucker erkennen, das Wort „Zucker“ ist oft nicht enthalten, er versteckt sich hinter über 70 anderen Namen (alternative Namen für Zucker nennen: z. B. Rohrzucker, Fruchtsaftkonzentrat, Invertzuckersirup, Raffinose, Galaktose, Kandisfarin, Glukosesirup, Saccharose, Gerstenmalzextrakt, Milchzucker, Fruktose, Maltose, Dextrose, Karamellsirup, Stärkesirup, Apfel-, Birnen- und Agavendicksaft, Maltodextrin, Rübensirup, Ahornsirup, Maissirup …)

- Warum wird Zucker verwendet?:

  - Die Vorliebe für den süßen Geschmack stammt noch von unseren Vorfahren.

  - Zucker schmeckt uns, wirkt – anders als saure oder bittere Lebensmittel – im Gehirn wie ein Suchtmittel, wir wollen immer mehr davon.

  - Produkte verkaufen sich besser, da wir uns an den süßen Geschmack gewöhnen und das Produkt immer wieder nachkaufen.

  - Gesüßte Getränke werden mit Säuerungsmitteln versetzt, das verringert den süßen Geschmack und verdeckt den tatsächlichen Zuckergehalt, den wir dennoch aufnehmen und der Wirkung zeigt.

- Teller herumreichen mit gekochten Vollkornnudeln, Karotten-, Bananen-, Apfel- und Vollkornbrotstücken, auf Zahnstocher aufgespießt; die Kinder kauen sie und schmecken die Süße (durch die Stärke und den Fruchtzucker, die im normalen Maß nicht schädlich für uns sind).

- Die Schüler bearbeiten das Arbeitsblatt „Wortsuchspiel: Versteckte Zuckernamen“ und heften es in den Themenhefter. Die Lösung hierzu befindet sich auf der Umschlagseite am Ende des Hefts.

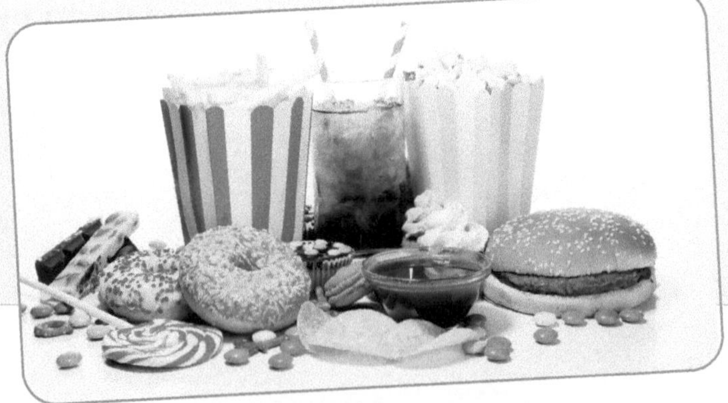

Wortsuchspiel: Versteckte Zuckernamen

Finde 12 Namen, hinter denen sich Zucker versteckt!

Male sie an.

Streiche sie unten durch.

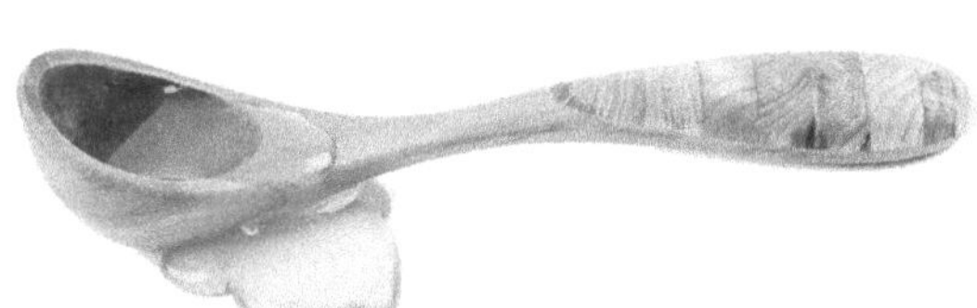

P	M	A	L	T	O	D	E	X	T	R	I	N	P
T	A	E	F	K	M	O	H	S	U	R	V	A	L
G	L	U	K	O	S	E	S	I	R	U	P	S	S
E	T	G	B	W	I	S	C	R	O	J	N	O	A
X	O	F	L	S	I	B	H	A	K	M	G	E	C
T	S	U	Z	I	R	C	U	M	A	P	A	N	C
D	E	X	T	R	O	S	E	K	N	E	L	F	H
E	O	V	A	U	G	M	Z	Y	D	B	A	T	A
G	R	U	R	P	W	E	L	V	I	U	K	O	R
F	R	U	K	T	O	S	E	Z	S	A	T	P	O
I	T	S	E	C	H	M	O	G	F	N	O	U	S
M	A	I	S	S	I	R	U	P	A	R	S	V	E
B	L	E	H	X	Q	O	M	L	R	J	E	U	N
K	A	R	A	M	E	L	L	S	I	R	U	P	K
Z	E	B	O	F	U	C	R	E	N	L	D	A	S
R	Ü	B	E	N	S	I	R	U	P	F	U	H	I

Maltose
Dextrose
Fruktose
Saccharose
Maissirup
Sirup
Maltodextrin
Kandisfarin
Glukosesirup
Rübensirup
Karamellsirup
Galaktose

KOHL VERLAG Zucker in unserer Ernährung – Bestell-Nr. 12 698

2. Zucker und unsere Gesundheit (1-2 Unterrichtsstunden)

- Für diese Unterrichtsstunde/n kopiert/vergrößert die Lehrkraft die beiliegenden Karten mit den Abbildungen, die im Folgenden erwähnt werden.
- Stuhlkreis: Abbildung eines gesunden und eines kariösen Zahnes (Karte mit zwei Zähnen) betrachten.
- Zucker ist nicht giftig. Es gibt aber Hinweise darauf, dass zu viel Zucker in unserer Ernährung krank machen kann (Zähne ...).
- Experiment: Die Kinder essen ein Stück Schokolade und erhalten anschließend eine Kautablette zum Karies-Nachweis, die anschaulich macht, dass u. a. der Zucker an den Zähnen haftet und diese schädigt; alternativ untersuchen die Kinder direkt nach dem Verzehr die Zähne mit der Zunge und schildern ihre Empfindungen.
- Blutzuckerkurve erklären (Karte mit Blutzuckerkurve): bei Menschen mit Diabetes steigt nach dem Verzehr von zuckerhaltigen Nahrungsmitteln die Blutzuckerkurve schneller, höher und länger an als bei gesunden Menschen, da die Insulinausschüttung zum Abbau des Blutzuckers krankhaft gestört ist; viele müssen sich das Hormon Insulin selbst spritzen, der Blutzuckerspiegel muss regelmäßig und genau gemessen werden.
- Zucker ist ein Energie- und Vitaminräuber (= Stress für den Körper), (Karte mit einem Räuber, der die Vitamine raubt).
- Zahnkaries erklären (Karte mit einem gesunden und einem kariösen Zahn)
- Weitere Erkrankungen werden begünstigt: Herz-/Kreislauferkrankungen (Karte mit Herz und Blutgefäßen), Diabetes Typ 2 (Karte mit Spritze), Übergewicht (Karte mit einem Menschen mit starkem Übergewicht), Schädigung des Darms (Karte mit menschlichem Körper mit hervorgehobenem Darm) und Schwächung des Immunsystems (Karte mit niesendem/hustendem Menschen) etc.
- Arbeitsblatt „Faltbilderbuch: Krank durch zu viel Zucker" (In die Klappen können die möglichen, durch Zucker begünstigten Erkrankungen hineingeschrieben und -gezeichnet werden; bei Verwendung der Vorder- und Rückseite können alle im Unterricht genannten Erkrankungen eingetragen werden.)
  Ein Musterbeispiel ist auf der Umschlagseite am Ende des Hefts abgebildet.

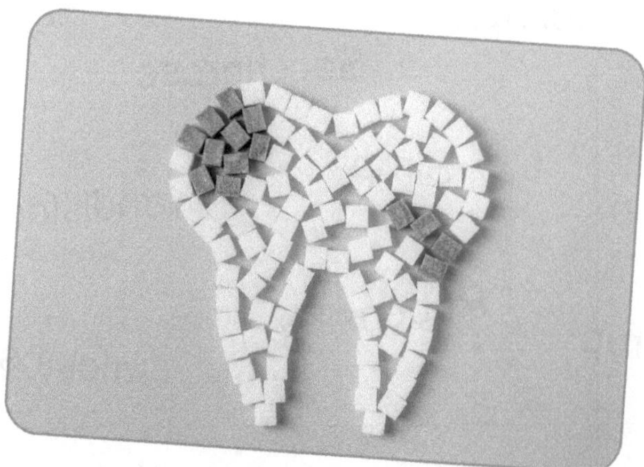

KOHL VERLAG Zucker in unserer Ernährung – Bestell-Nr. 12 698

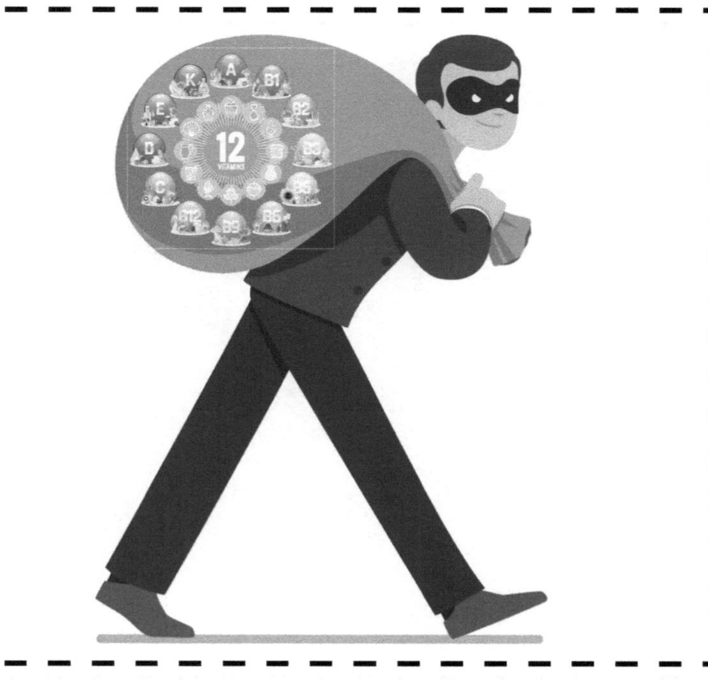

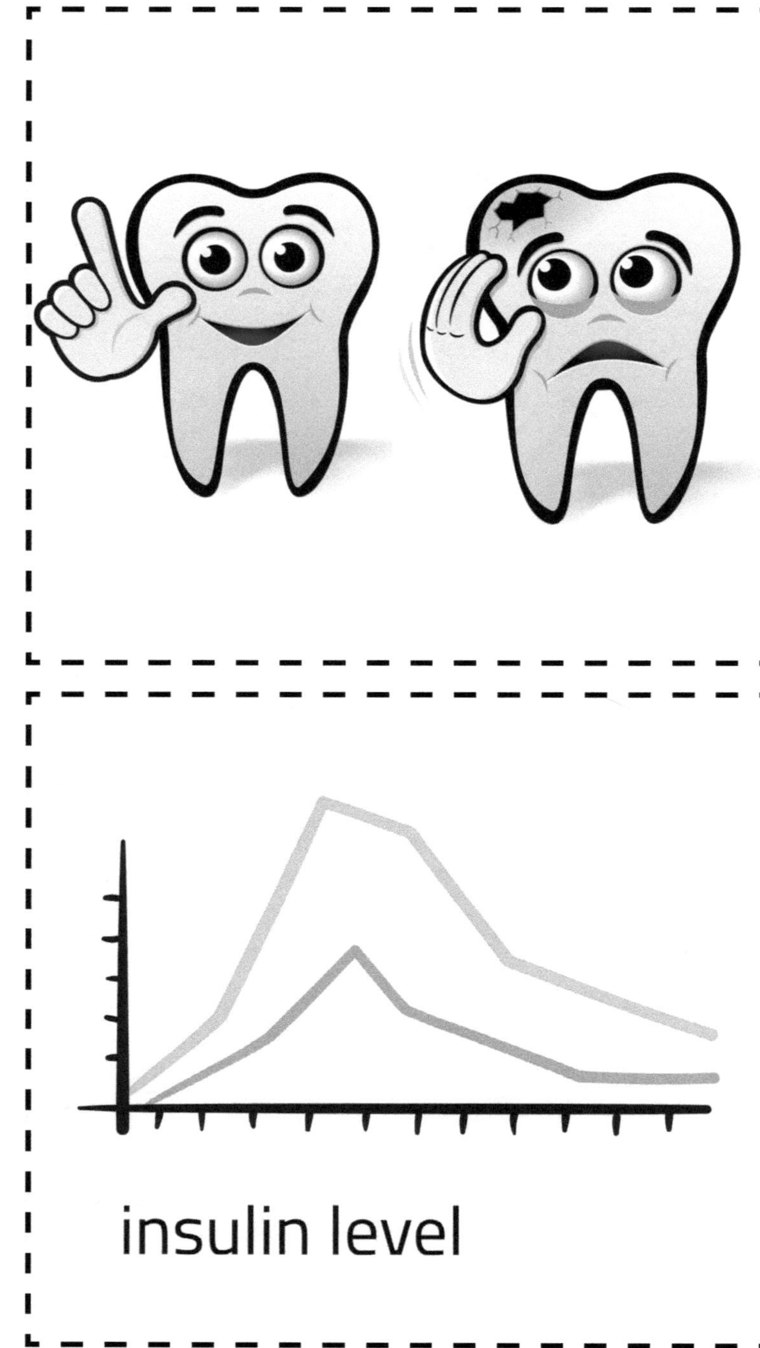
insulin level

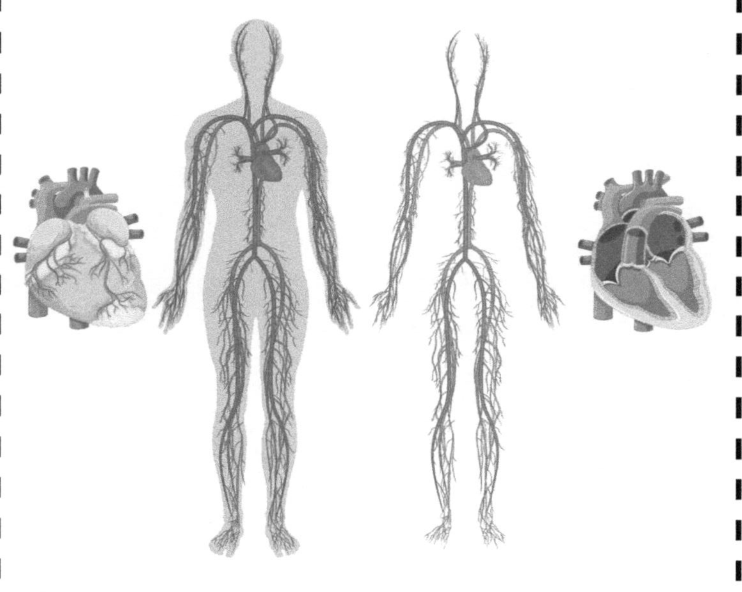

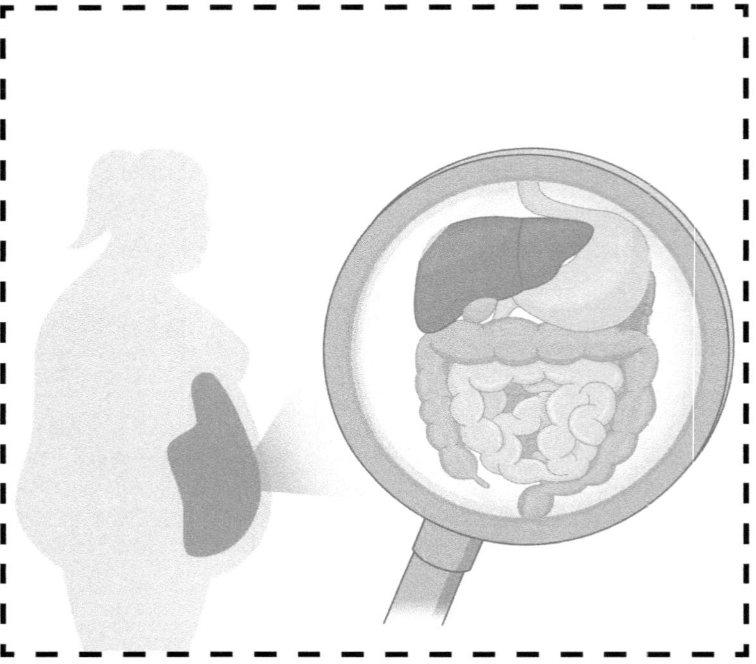

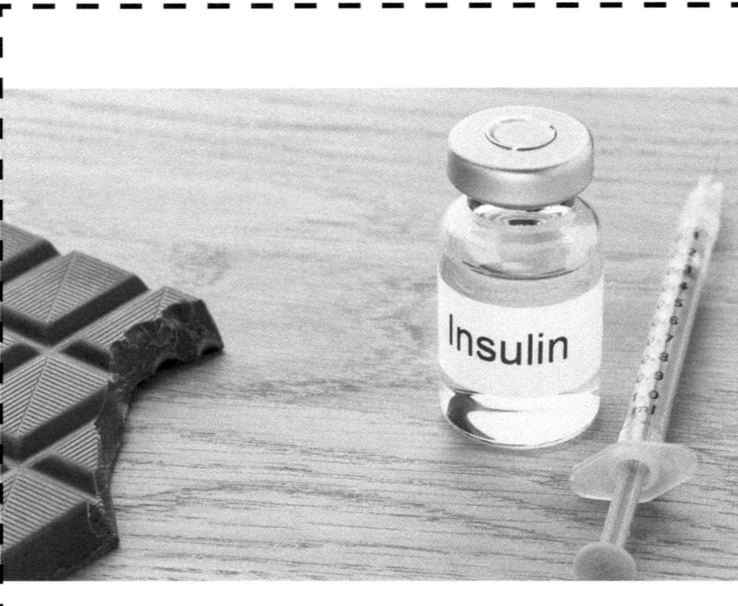
Insulin

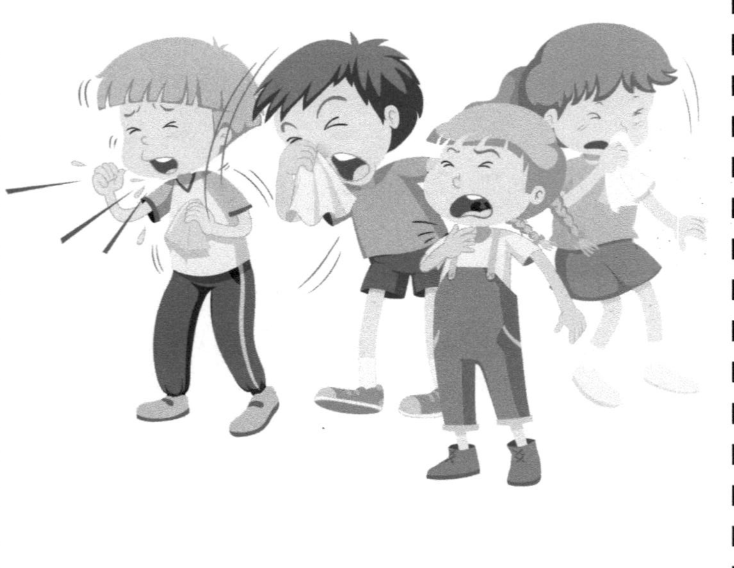

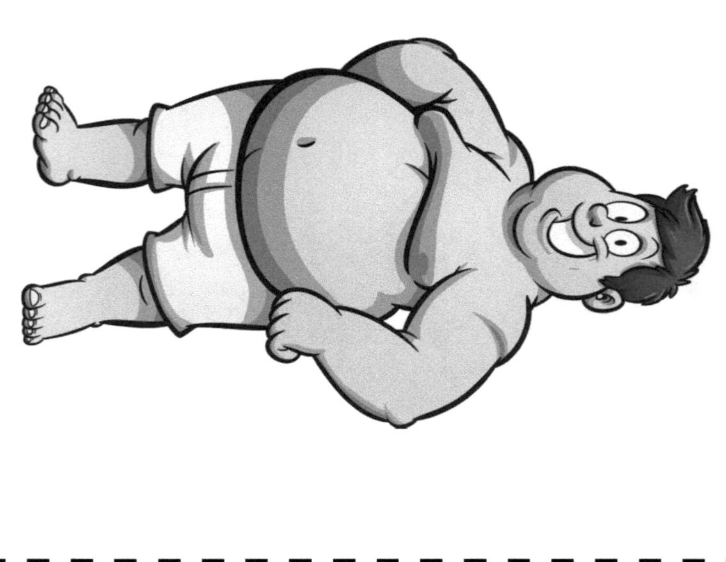

2. Zucker und alternative Süßungsmittel: Wie schmeckt natürliche Süße? (1 Unterrichtsstunde)

- Empfohlene Höchstmenge von 6 Teelöffeln/Zuckerwürfeln (WHO) zeigen (gemeint ist der zugesetzte Zucker, nicht der natürlich enthaltene); Beispiele nennen, womit diese bereits erreicht ist (zwei Gläser Limo oder 1,5 Fruchtjoghurts etc.).
- Wir untersuchen die Zutaten auf einer Dose Energydrink, einer Flasche Orangenlimonade, einer Flasche Eistee und einer Flasche Apfelschorle.
- Mündliche Wiederholung der Erfahrungen aus der ersten Unterrichtseinheit mit den Geschmacksproben von Nudeln, Karotten, Apfel und Brot. (Viele Lebensmittel schmecken süß, obwohl kein Zucker zugesetzt ist; vielleicht können wir diese Süße ja nutzen, um keinen zusätzlichen Zucker verwenden zu müssen); Beispiele nennen (Müsli mit Obst, weißer Joghurt mit Obst …)
- Die Kinder probieren fertig gekaufte Apfelschorle und im Vergleich selbst gemischte Schorle aus 1/3 naturtrübem Apfeldirektsaft und 2/3 Mineralwasser; anschließend gekaufte Zitronenlimonade und im Vergleich Mineralwasser mit selbst ausgepresster Zitrone.
- Gemeinsam bereiten wir das Rezept für „Obstschorle“ zu.
- Einheften des ersten Rezeptes für „Obstschorle“.
- Die Schüler bearbeiten das Arbeitsblatt „Zuckergehalt in unseren Nahrungsmitteln“ und tragen die vermutete Anzahl an Zuckerwürfeln in den Lebensmitteln ein; anschließend werden die Angaben mündlich verglichen und die tatsächliche Anzahl vom Lösungsblatt ergänzt; die Schüler heften das Arbeitsblatt in den Themenhefter.

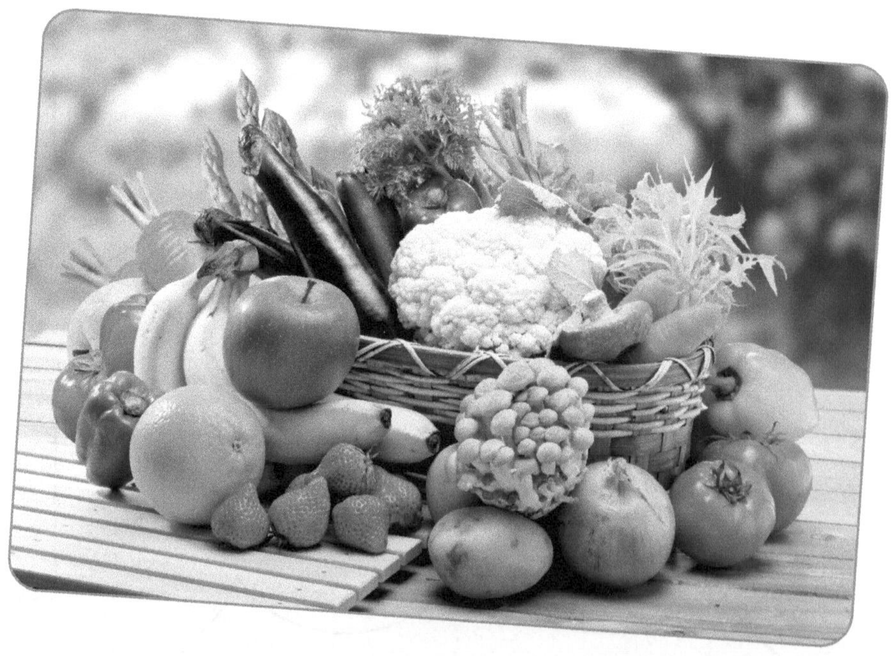

Obstschorle

Material:

Mixer, Schälmesser, Schneidebrettchen, Becher zum Probieren

Zutaten (für 1,5 l Schorle):

2 Äpfel

2 Birnen

1 Orange

1,5 l Wasser

Zubereitung:

1. Wasche das Obst, schneide und entkerne es (nicht schälen).
2. Püriere das Obst im Mixer mit etwas Wasser.
3. Fülle das Obstpüree um und gieße das restliche Wasser dazu.

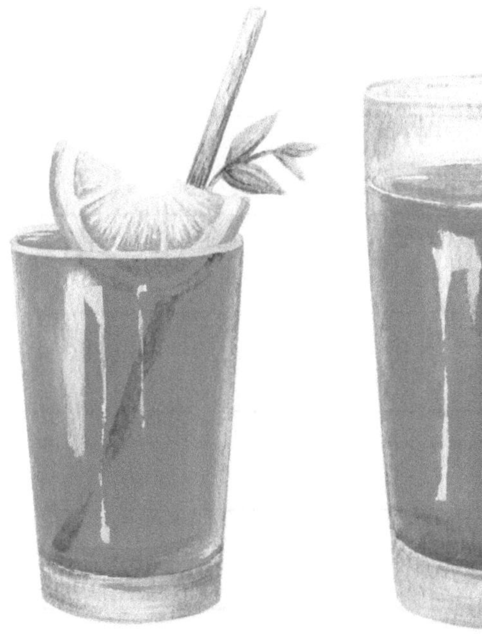

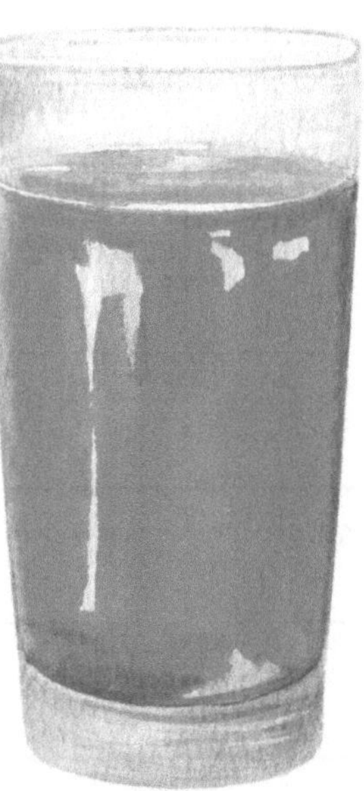

„Zuckergehalt in unseren Nahrungsmitteln“

Viele Nahrungsmittel enthalten zugesetzten Zucker. Wie viel Zucker in einem Nahrungsmittel steckt, kannst du auf der Verpackung nachlesen.

Schätze bei den unten genannten Nahrungsmitteln den Zuckergehalt in Zuckerwürfeln. Vergleiche deine Vermutungen anschließend mit der Angabe auf dem Lösungsblatt.

Lebensmittel	Vermutete Anzahl Zuckerwürfel	Tatsächliche Anzahl Zuckerwürfel (ca.)
1 l Cola		
1 Glas Schokocreme		
1 Tafel Vollmilch-Schokolade (100 g)		
1 Milchschnitte		
1 Packung Cornflakes (375 g)		
1 Packung Gummibärchen (200 g)		
1 Glas Mamelade (450 g)		
1 kleiner Fruchtjoghurt (150 g)		
1 Trinkjoghurt		
1 l Orangennektar		
1 Flasche Tomatenketchup (450 g)		
1 Packung Eiscreme (1 l)		

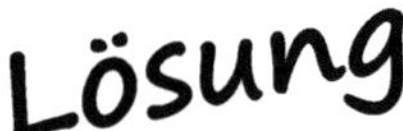

„Zuckergehalt in unseren Nahrungsmitteln“

Viele Nahrungsmittel enthalten zugesetzten Zucker. Wie viel Zucker in einem Nahrungsmittel steckt, kannst du auf der Verpackung nachlesen.

Schätze bei den unten genannten Nahrungsmitteln den Zuckergehalt in Zuckerwürfeln. Vergleiche deine Vermutungen anschließend mit der Angabe auf dem Lösungsblatt.

Lebensmittel	Vermutete Anzahl Zuckerwürfel	Tatsächliche Anzahl Zuckerwürfel (ca.)
1 l Cola		40
1 Glas Schokocreme		78
1 Tafel Vollmilch-Schokolade (100 g)		22
1 Milchschnitte		3
1 Packung Cornflakes (375 g)		51
1 Packung Gummibärchen (200 g)		33
1 Glas Mamelade (450 g)		105
1 kleiner Fruchtjoghurt (150 g)		5
1 Trinkjoghurt		3
1 l Orangennektar		40
1 Flasche Tomatenketchup (450 g)		61
1 Packung Eiscreme (1 l)		81

3. Allgemeine Informationen für die Lehrkraft

Im Folgenden erhalten Sie eine Auswahl an unterschiedlichen Rezepten ohne zugesetzten weißen Zucker. Als Süßungsalternativen werden Honig, Trockenfrüchte, Agavendicksaft, Stevia, Kokosblütenzucker, Birkenzucker oder einfach die Süße der verwendeten Obstsorte verwendet.
Alle Rezepte sind vielfach getestet und mit Kindern in verschiedenen Lerngruppen zubereitet worden.
Wählen Sie bitte anhand Ihrer Gegebenheiten aus, welche Rezepte Sie mit Ihrer Lerngruppe zubereiten möchten.

Sie benötigen nicht zwingend eine Küche. Folgende, allgemeine Ausstattung seitens der Lehrkraft ist nötig: z. T. Zweiplattenherd mit Topf, Backblech, ggf. Backofen zur Nutzung, Backpapier, Handrührgerät, Rührschüsseln, Mixer, Küchenwaage, Küchenbesteck, Servietten, Küchenrolle, Waschbecken, Spülmittel, Geschirrtücher usw. Die im Wesentlichen benötigten Materialien stehen jeweils in den Rezepten.
Die Kinder bringen – je nach Rezept – mit: einen Beutel mit Geschirrtuch, Brettchen, Schälmesser, Brotmesser zum Bestreichen, Löffel, Gabel, Becher.

Die Mengen sind so konzipiert, dass man – bei entsprechender Vervielfältigung der Zutaten – einer Klasse Kostproben anbieten kann. Erfahrungsgemäß reichen die Zubereitung sowie das anschließende Geschmackserlebnis aus, um die Kinder zu begeistern, die Rezepte zuhause umgehend nachmachen zu wollen.
Ebenfalls ist es natürlich möglich, das Rezept vorab zuhause zuzubereiten und der Lerngruppe mitzubringen. Hier liegt der Schwerpunkt dann auf der Zubereitung in der Klasse, weniger auf der Menge.
Selbstverständlich kann man auch jeweils eine helfende Mutter einladen.

Vor dem gemeinsamen Essen decken die Kinder ihren Platz mit einer Serviette und dem mitgebrachten Essgeschirr.
Das anschließende grobe Abspülen des Geschirrs und das gemeinsame Aufräumen gehören wie beim „normalen“ Kochen und Backen zuhause auch zur Unterrichtsplanung und sollten unbedingt zeitlich eingeplant werden, da nicht alle gleichzeitig das Waschbecken bzw. die Spülschüssel verwenden können.

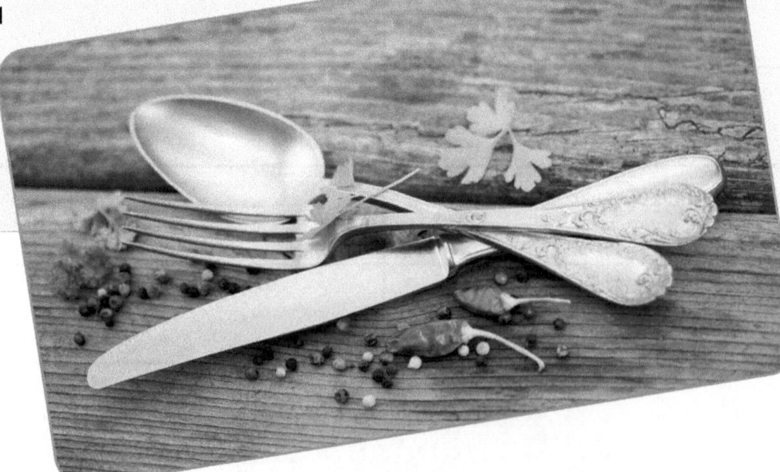

KOHL VERLAG Zucker in unserer Ernährung – Bestell-Nr. 12 698

Schokoaufstrich

Material:

Rührschüssel, Handrührgerät, Schraubglas, Küchenbestecke

Zutaten (für ein Schraubglas):

200 g sehr fein gemahlene Haselnüsse

80-100 g Honig

100 g Butter

2 EL „echter“ Kakao

Tipp:
Sie ist verschlossen im Kühlschrank ca. 2 Wochen haltbar und schmeckt auf Brot, Brötchen, Pfannkuchen und zu fast allem anderen!!

Zubereitung:

1. Verrühre alle Zutaten mit den Rühraufsätzen des Handrührgerätes in einer Schüssel.
2. Fülle die Schokocreme in ein Schraubglas.

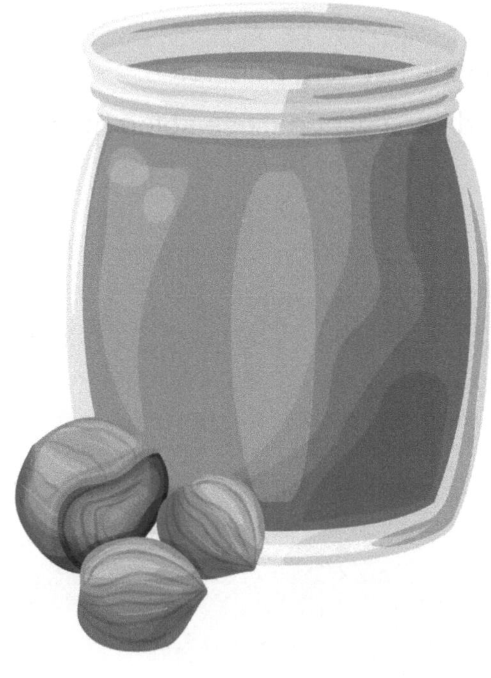

KOHL VERLAG Zucker in unserer Ernährung – Bestell-Nr. 12 698

Marmelade (mit Honig)

Material:

Kochtopf, Rührlöffel, Küchenwaage, Küchenbestecke, Geschirrtuch, Marmeladengläser

Zutaten (für 4 Marmeladengläser):

800 g TK-Früchte oder frisches Obst, z. B. Erdbeeren

200 g Akazienhonig, je nach Süße der Früchte

Saft von 1 Zitrone

1 TL Bourbon-Vanille

ca. 3 EL Reismehl

Tipp:

Die Marmelade hält sich im Kühlschrank für einige Wochen.

Zubereitung:

1. Reinige die Marmeladengläser gründlich, lege sie kurz in heißes Wasser und lasse sie auf einem Geschirrtuch abtropfen.
2. Lasse die Früchte in einem Sieb auftauen und abtropfen bzw. wasche und zerkleinere die frischen Früchte.
3. Gib die Früchte mit den übrigen Zutaten in einen Kochtopf und bringe alles unter Rühren zum Kochen.
4. Püriere die heiße Marmelade mit dem Pürierstab.
5. Fülle sie in die Gläser und verschließe diese sofort mit dem Deckel.

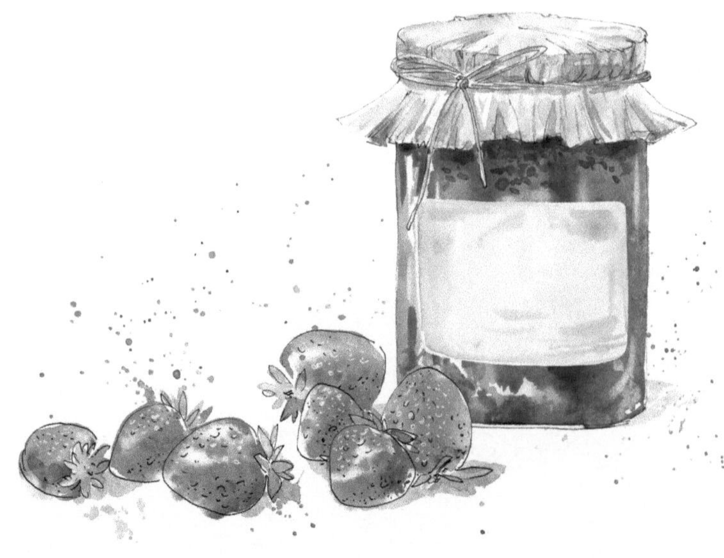

Italienischer Brotaufstrich

Material:

Mixer, Küchenbestecke, Teigschaber, Küchenmesser, Schraubglas

Zutaten (für 4 Portionen):

200 g Frischkäse

3-4 EL Basilikum (ca. 1 Handvoll)

ca. 5 getrocknete Tomaten (abgetropft)

3 Knoblauchzehen, geschält

½ TL Kräutersalz

Tipp:

Bewahre den Aufstrich in einem Schraubglas im Kühlschrank auf. Er hält sich verschlossen und gekühlt 2 - 3 Tage.

Zubereitung:

1. Zerkleinere Knoblauchzehen, Basilikum und Tomaten in einem Mixer.
2. Schabe den zerkleinerten Inhalt mit einem Teigschaber vom Rand des Mixbehälters in dessen Mitte und füge den Frischkäse und das Salz hinzu.
3. Verrühre alles auf niedriger Stufe.

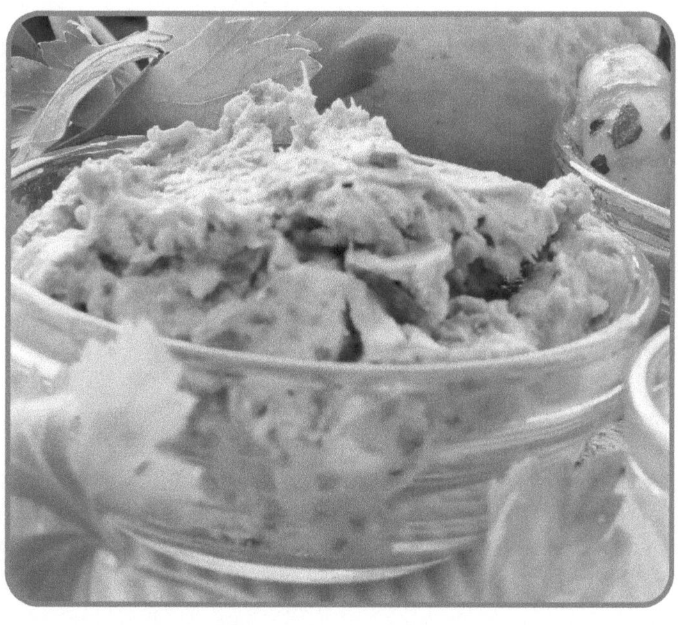

Schneller Brotaufstrich

Material:

Handrührgerät, Rührschüssel, Küchenwaage, Küchenbestecke, Knoblauchpresse, Schraubglas zur Aufbewahrung

Zutaten:

125 g Butter

400 g Tomatenmark

2 EL gehacktes Basilikum (frisch oder TK)

4 Knoblauchzehen, gepresst

½ TL Cayennepfeffer

1 TL Gewürzmischung oder Italienische Kräuter

Kräutersalz, Pfeffer

Tipp:
Im Kühlschrank hält sich der Aufstrich gut verschlossen für ca. eine Woche!

Zubereitung:

1. Rühre die Butter mit einem Handrührgerät (Rühraufsätze) schaumig.
2. Füge Tomatenmark, Basilikum, Knoblauch und Gewürze hinzu und verrühre alles.
3. Schmecke den Aufstrich mit Kräutersalz und Pfeffer ab.

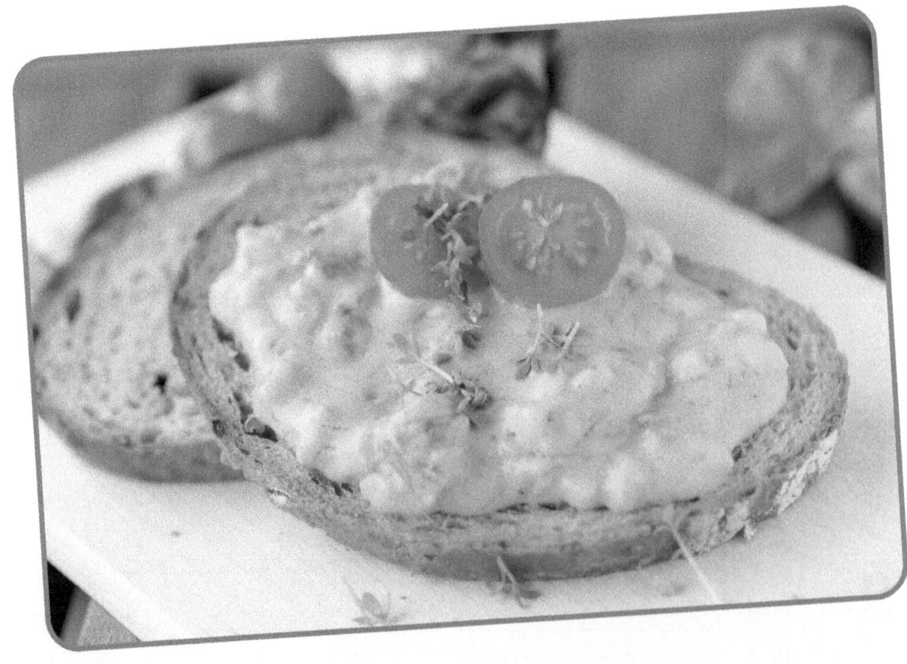

Brownies (mit Rosinen)

Material:

Küchenwaage, Mixer, Handrührgerät, Rührschüsseln, Teigschaber, Backpapier, Küchenbesteck

Zutaten (für ein Blech):

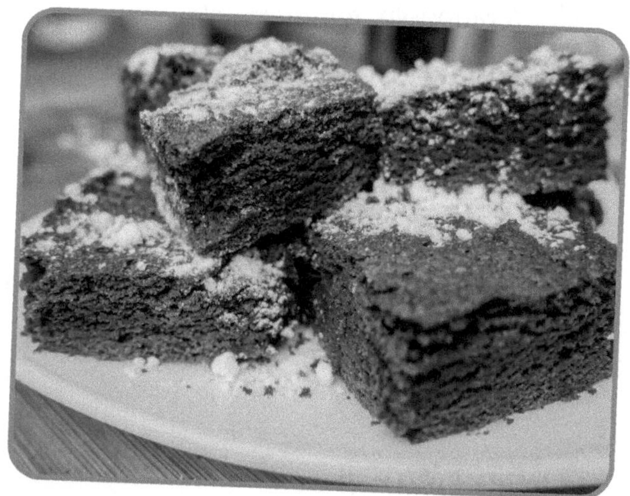

80 g gemahlene Haselnüsse

640 g Dinkelvollkornmehl

160 g „echtes“ Kakaopulver

4 EL Weinsteinbackpulver

2 Prisen Salz

8 reife Bananen

400 g Rosinen

4 EL Kokosöl

400 ml Wasser

„echtes“ Kakaopulver, Kokosraspeln und/oder Zimt zum Bestäuben

Zubereitung:

1. Vermische Mehl, Kakao, Backpulver und Salz in einer Rührschüssel.
2. Heize den Backofen auf 180 °C (Ober-/Unterhitze) vor.
3. Schäle die Bananen und püriere sie mit den Rosinen, dem Kokosöl und dem Wasser in einem Mixer cremig.
4. Rühre die Masse unter die Mehlmischung und knete die Haselnüsse unter.
5. Lege ein Backblech mit Backpapier aus oder fette es ein, fülle den Teig auf das Blech und streiche ihn glatt.
6. Backe die Brownies für 25 Minuten bei 180 °C auf der mittleren Schiene.
7. Lasse sie auskühlen und bestäube sie mit etwas Kakao und/oder Zimt.

Energiekugeln (mit Honig)

Material:

Küchenwaage, Rührschüssel, Handrührgerät, Küchenbestecke, ggf. Pralinenförmchen

Zutaten (für 25-30 Kugeln):

250 g Mandeln, fein gemahlen

120 g Honig

2-3 EL Orangendirektsaft

100 g Vollkorn-Haferflocken

100 g gehackte Walnüsse

"echten" Kakao, Kokosraspeln, Pistazienkerne
oder Mandelblättchen zum Wälzen

Zubereitung:

1. Verknete alle Zutaten mit dem Handrührgerät (Knethaken) in einer Rührschüssel.
2. Forme Kugeln aus der Masse, wälze sie in Kakao oder Kokosraspeln etc.
3. Setze die Kugeln in Pralinenförmchen oder fülle sie in eine fest verschließbare Schüssel und bewahre sie im Kühlschrank auf.

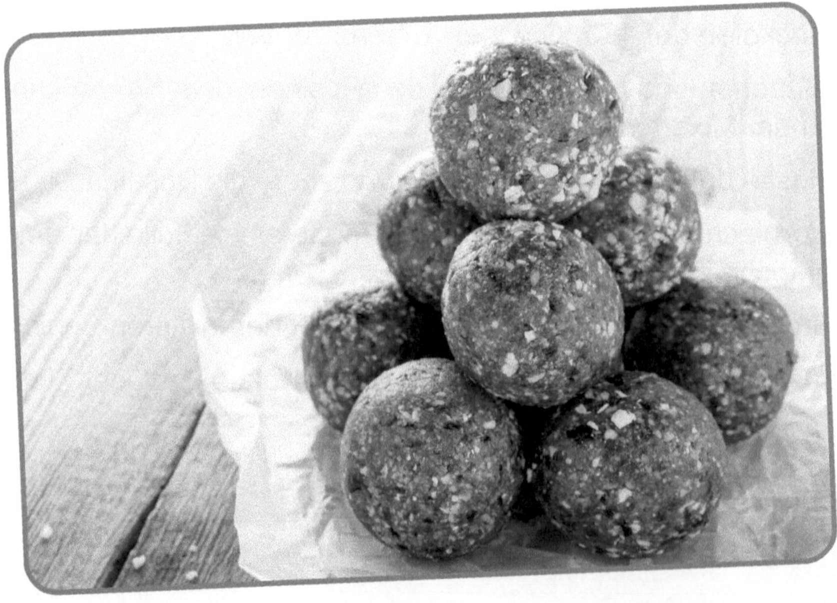

Müsliriegel (mit Honig und Rosinen)

Material:

Backblech, Backpapier, Küchenbestecke, Handrührgerät, kleine Teigrolle, Teigkarte

Zutaten (für ein Blech):

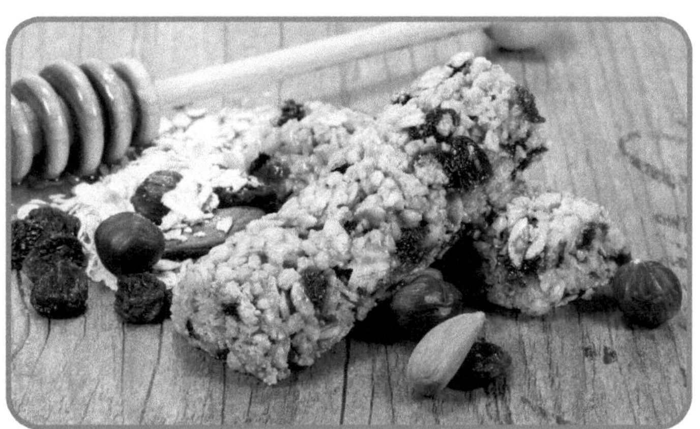

250 g Haferschrot

250 g Haferflocken, grob

100 g Sonnenblumenkerne

100 g Kokosraspel

50 g Sesam

50 g Haselnüsse, gemahlen

200 g Butter

250 g Honig

½ TL Salz

1 Msp. Vanille

Evtl. Rosinen oder Cranberries

Streumehl

Tipp:

Die Müsliriegel halten sich in einer Dose im Kühlschrank viele Wochen!

Zubereitung:

1. Heize den Backofen auf 150 °C vor (Ober-/Unterhitze).
2. Mische die trockenen Zutaten in einer Rührschüssel.
3. Schmelze die Butter auf kleiner Stufe und mische Butter und Honig sowie die restlichen Zutaten mit Hilfe des Handrührgerätes.
4. Streiche die Masse mit Hilfe einer kleinen Teigrolle auf ein mit Backpapier ausgelegtes (oder eingefettetes) Backblech. Verwende dazu etwas Streumehl.
5. Stanze mit Hilfe einer Teigkarte die gewünschte Größe der Müsliriegel vor.
6. Backe die Müsliriegel 25-30 Minuten bei 150 °C.
7. Lasse die Müsliriegel abkühlen und schneide sie an den vorgestanzten Stellen.

Bircher Müsli (mit Rosinen)

Material:

Rührschüssel, Apfelreibe, Küchenbestecke, Dessertschalen

Zutaten (für 4 Personen):

60 g gemahlene Mandeln

2 geriebene Äpfel

60 g Rosinen

500 g Naturjoghurt

100 g Haferflocken

Zubereitung:

1. Gib alle Zutaten in eine Schüssel und verrühre sie vorsichtig mit einem großen Löffel, bis aus den Zutaten eine cremige Masse entsteht.
2. Fülle das Bircher Müsli in Dessertschalen.
3. Du kannst das Müsli in einer Schüssel mit Deckel über Nacht im Kühlschrank aufbewahren.

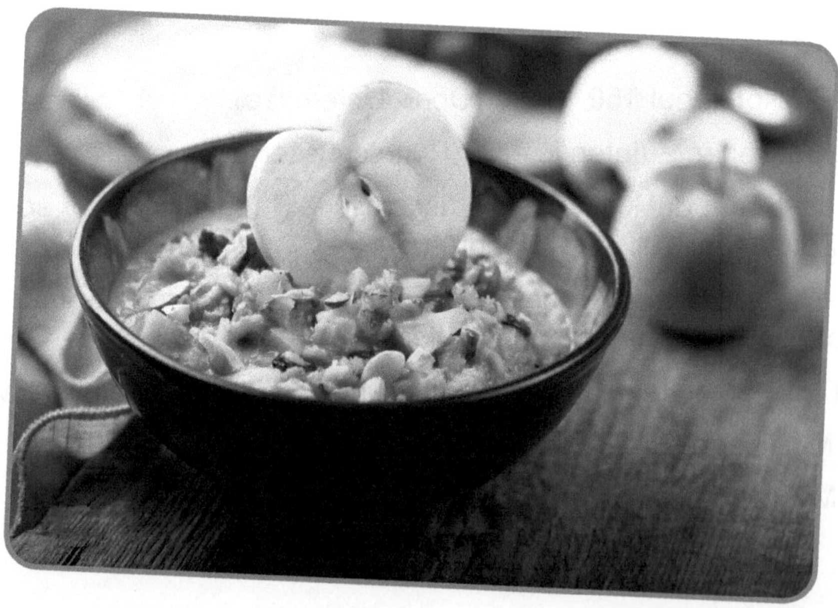

Bananenplätzchen (Süße aus Früchten)

Material:

Küchenwaage, Pfanne, Pfannenwender, Zitronenpresse, Backblech, Backpapier, Küchenbestecke, Schneidebrett, Handrührgerät

Zutaten (für ca. 20 Stück/1 Blech):

5 Bananen

200 g Vollkornhaferflocken

50 g gemahlene Haselnüsse

3 EL frisch gepressten Zitronensaft

100 ml Orangensaft

2 EL Walnussöl

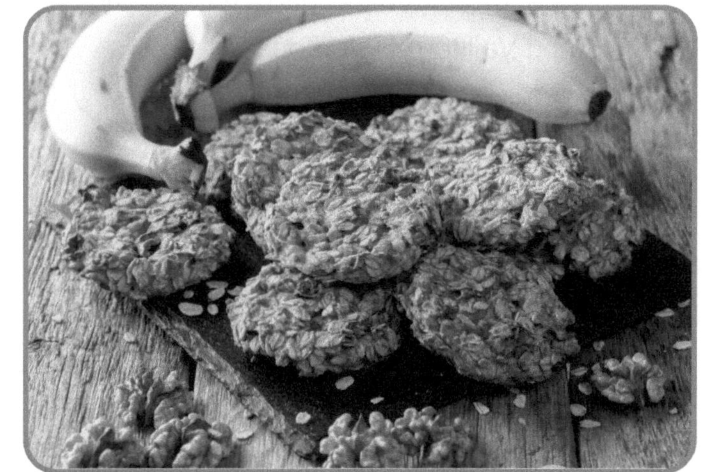

Zubereitung:

1. Schäle und schneide die Bananen in kleine Stücke, beträufle sie mit dem Zitronensaft (dadurch werden sie nicht so schnell braun).
2. Heize den Backofen (Ober-/Unterhitze) auf 180 °C vor.
3. Erhitze das Öl in einer Pfanne und schwitze die Bananen darin vorsichtig an, bis sie weich werden.
4. Lösche sie mit dem Orangensaft ab und lasse die Masse etwas abkühlen.
5. Gib die Haselnüsse und Haferflocken hinzu, vermische alles gut in einer Rührschüssel mit dem Handrührgerät (Rühraufsätze, untere Stufe) und lasse es etwas ruhen.
6. Forme mit zwei Teelöffeln kleine Plätzchen und setze sie auf ein gefettetes oder mit Backpapier ausgelegtes Backblech.
7. Backe die Plätzchen für 10 - 15 Minuten auf der mittleren Einschubleiste.

Quarkbrot

Material:

Rührschüssel, Handrührgerät, Küchenbestecke, Kastenform

Zutaten (für ein 750g Brot):

500 g Quark (Magerquark oder 20 %)

500 g Vollkorn-Haferflocken

1 TL Salz

3 Eier

2 Pkg. Weinsteinbackpulver

2 Äpfel, gerieben

Butter zum Einfetten und Mehl zum Ausstreuen der Form

nach Geschmack zerkleinerte Nüsse, Banane oder Datteln

Zubereitung:

1. Schlage die Eier mit dem Handrührgerät (Rühraufsätze) schaumig.
2. Gib die übrigen Zutaten dazu und verrühre alles zu einem gleichmäßigen Teig.
3. Heize den Backofen auf 180 °C (Umluft) vor.
4. Fette und Mehle eine Kastenform, fülle den Teig ein und streiche ihn glatt.
5. Backe das Brot auf der mittleren Einschubleiste für 50 Minuten.

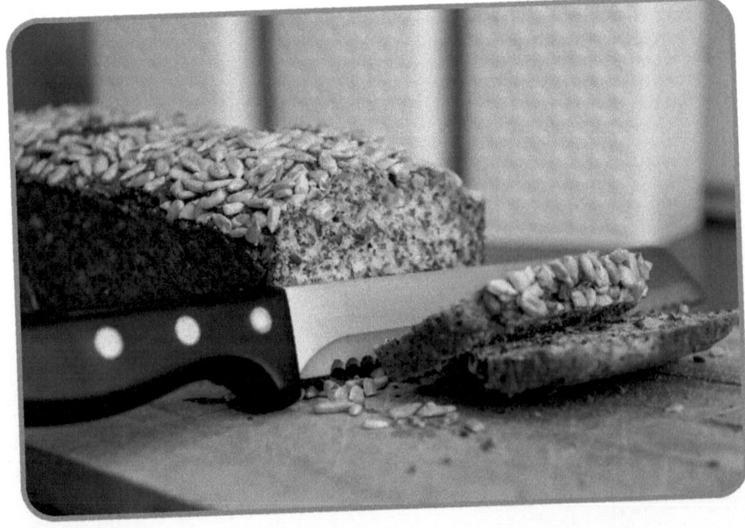

KOHL VERLAG Zucker in unserer Ernährung – Bestell-Nr. 12 698

Kinderbrötchen

Material:

Mixer, Küchenbestecke, Teigschaber, Küchenmesser, Schraubglas

Zutaten (für 10-12 Stück):

90 g Roggenvollkornmehl

500 g Dinkelvollkornmehl

250-300 ml Wasser

1 Würfel Bio-Hefe

2 TL Salz

2 EL Sonnenblumenöl

Mohn, Sesam, Sonnenblumenkerne

Streumehl

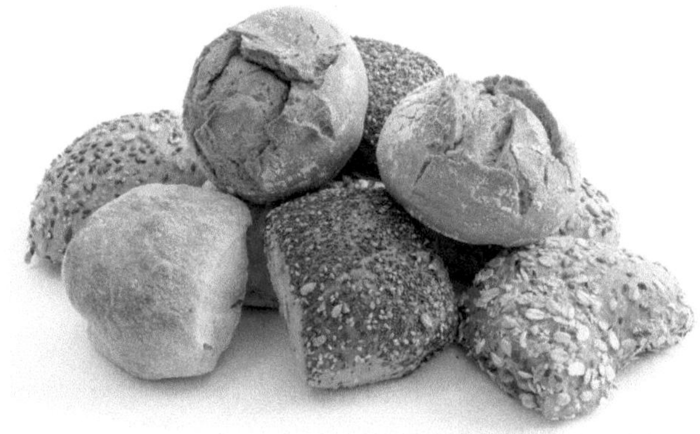

Zubereitung:

1. Heize den Backofen auf 250 °C auf (Ober-/Unterhitze).
2. Löse die Hefe in einem Teil des Wassers auf.
3. Gib das Mehl in eine Rührschüssel, drücke eine Vertiefung in die Mitte und gib die Hefemischung in die Mulde. Verknete sie mit etwas Mehl vom Rand. Streue etwas Mehl über den dicklichen Brei.
4. Decke die Schüssel ab und lasse den Teig ca. 15 Minuten an einem warmen Ort gehen.
5. Gib Salz, Öl und nach und nach das restliche Wasser hinzu und verknete alles gut mit dem Handrührgerät (Knethaken). Der Teig sollte nicht zu weich werden, nimm ansonsten etwas weniger Wasser.
6. Forme 60-80 g schwere Teigstücke und forme sie zu Brötchen.
   Verwende etwas Streumehl, wenn der Teig sehr klebrig ist.
7. Tauche die Brötchen mit der Oberhälfte in etwas Wasser und drücke sie anschließend in die verschiedenen Ölsaaten bzw. drücke einen Brötchenstempel auf die Oberseite.
8. Setze die Brötchen auf ein gefettetes Backblech und besprühe sie mit etwas Wasser.
9. Lasse die Brötchen für ca. 10 Minuten gehen.
10. Backe die Brötchen für 10 Minuten bei 250 °C, dann 10 Minuten bei 180 °C.
11. Lasse die Brötchen nach dem Backen auf einem Rost abkühlen.

Apfelkuchen mit Streuseln (Hefeteig mit Honig)

Material:

Küchenwaage, Rührschüsseln, Teigschaber, Schneidebrett, Backblech, Backpapier, Handrührgerät, Küchenbestecke

Zutaten:

für den Teig:

400 g Weizen- oder Dinkelvollkornmehl
1 Würfel frische Hefe
160 g lauwarmes Wasser
60 g Sahne
80 g Honig
2 Eier
1 Prise Salz
60 g Butter

für den Belag:

1 kg Äpfel

für die Streusel:

400 g Weizen- oder Dinkelvollkornmehl
120 g gemahlene Haselnüsse
120 g Honig
200 g Butter
3 TL Zimt

Zubereitung:

für den Teig:

1. Verrühre Hefe, Salz, Ei, Honig, Wasser und Sahne mit dem Handrührgerät (Knethaken) in einer Rührschüssel.
2. Gib das Mehl hinzu und knete alle Zutaten zu einem einheitlichen Teig.
3. Stelle den Teig für 20 - 30 Minuten abgedeckt an eine warme Stelle.

für den Belag:

4. Wasche und entkerne die Äpfel, viertele sie und schneide sie in dünne Scheiben („Monde“).

für die Streusel:

5. Verknete die Zutaten mit dem Handrührgerät (Knethaken), bis krümelige Streusel entstehen.
6. Fette ein Backblech oder lege es mit Backpapier aus.
7. Heize den Backofen (Ober-/Unterhitze) auf 190 °C vor.
8. Knete den Hefeteig noch einmal durch und rolle ihn auf dem Blech aus (mit einem kleinen, hochgezogenen Rand).
9. Belege den Teig mit Obst und streue die Streusel darüber.
10. Lasse den Kuchen für ca. 15 Minuten ruhen (gehen).
11. Backe den Kuchen für 35 Minuten bei 190 °C auf der mittleren Schiene.

Apfel-Quark-Muffins (mit Agavendicksaft)

Material:

Handrührgerät, Küchenwaage, Rührschüsseln, Schneidebrett, Teigschaber, Küchenbestecke, Muffinblech und ggf. Papierförmchen

Zutaten (für 12 Muffins):

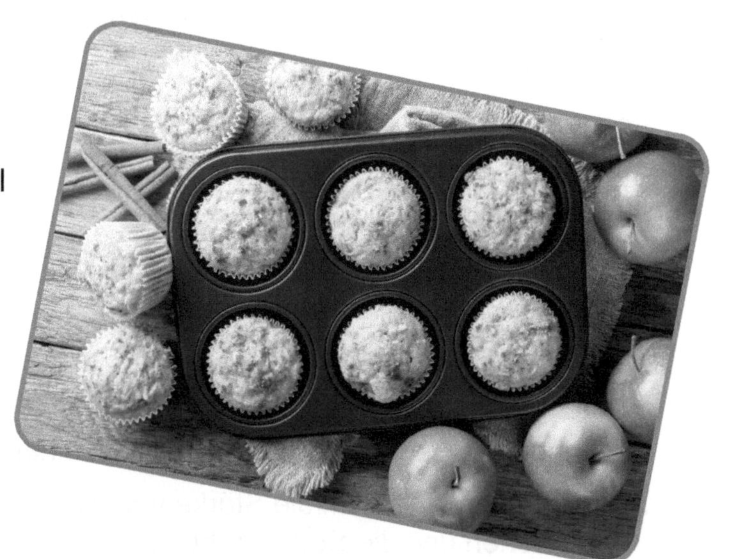

700 g Äpfel

250 g Weizen- oder Dinkelvollkornmehl

300 g Quark

4 Eier

3 EL Walnussöl

50 g Agavendicksaft

1 Packung Weinstein-Backpulver

1 Prise Bourbon-Vanille

Zubereitung:

1. Wasche, entkerne und schneide die Äpfel in kleine Stücke.
2. Heize den Backofen (Ober-/Unterhitze) auf 180 °C vor.
3. Fette eine Muffinform und setze ggf. Muffinförmchen aus Papier hinein.
4. Verrühre mit dem Handrührgerät (Rühraufsätze) Quark, Eier, Öl und Agavendicksaft.
5. Rühre Backpulver und Mehl unter.
6. Vermische den Teig mit den Äpfeln.
7. Fülle den Teig in die Formen.
8. Backe die Muffins auf der mittleren Einschubleiste für gut 25 Minuten.

Quark mit pürierten Früchten (Süße aus Früchten)

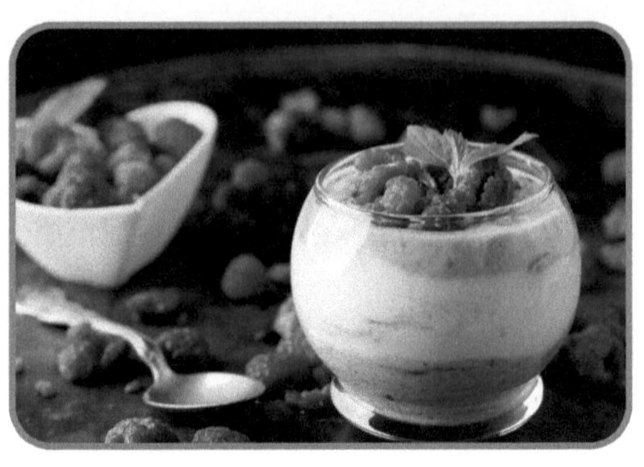

Material:

Zweiplattenherd, Kochtopf, Küchenbestecke, Rührlöffel, ggf. Pürierstab

Zutaten (für 10 kleine Portionen):

1 kg Quark

500 g TK-Beeren, ungesüßt

3-4 EL Reismehl oder Speisestärke

4 EL Walnussöl

60 ml Wasser

Tipp:

Du kannst die Beerenmischung nach dem Kochen auch mit dem Pürierstab pürieren.

Zubereitung:

1. Bringe die Beeren mit dem Wasser in einem Kochtopf unter Rühren zum Kochen.
2. Rühre das Reismehl/die Stärke vorsichtig unter, sodass keine Klümpchen entstehen und die Sauce gebunden ist.
3. Lasse die Sauce abkühlen.
4. Rühre den Quark mit dem Öl cremig und schichte ihn mit der Beerenmischung in Dessertschalen oder Gläser.

Wenn Früchte übrigbleiben ...

Obstspieße

Material:

Schneidebrett, Schälmesser, Holzspieße/Zahnstocher

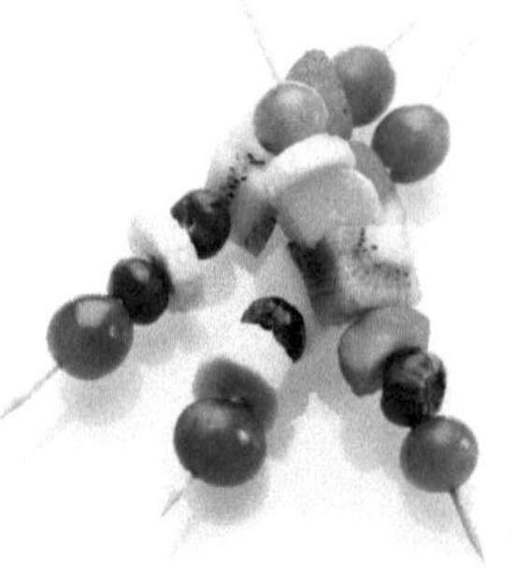

Zutaten:

Obststücke (Obst der Jahreszeit)

Zubereitung:

1. Schneide das gewaschene Obst in mittelgroße Stücke/Würfel, die sich gut aufspießen lassen.
2. Stelle mit verschiedenen Früchten bunte Spieße her.

KOHL VERLAG Zucker in unserer Ernährung – Bestell-Nr. 12 698

Tomatenketchup (mit Honig)

Material:

Küchenwaage, Rührschüssel, Küchenbesteck

Zutaten (für ein Schraubglas):

200 g Tomatenmark (1 Tube)

60 g Akazienhonig

2 EL Essig

1-2 TL Currypulver

1 geh. TL Salz

frisch gemahlener schwarzer Pfeffer

Tipp:

Der Ketchup ist gekühlt im verschlossenen Schraubglas ca. 10 Tage haltbar!

Zubereitung:

Verrühre alle Zutaten mit einer Gabel oder einem Schneebesen in einer Rührschüssel.

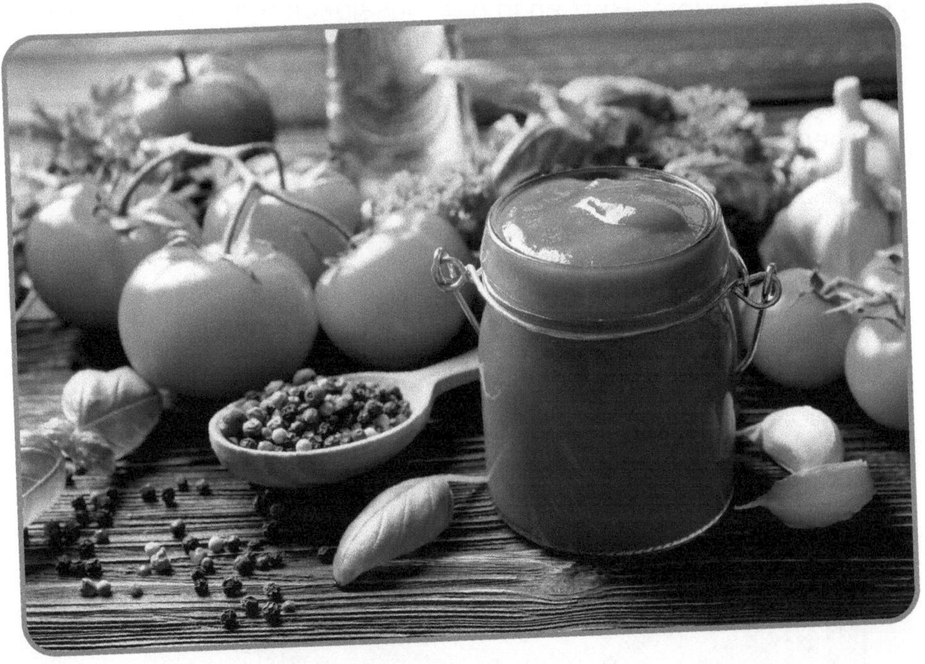

Porridge

Material:

Zweiplattenherd, Kochtopf, Rührlöffel, Schneidebrett, großer Kaffeebecher, Küchenbestecke

Zutaten (für 4 Portionen):

vegan: 1 l Wasser oder Pflanzendrink (Hafer- oder Mandelmilch)

oder mit Kuhmilch: 1 l Milch oder Wasser-Sahne-Gemisch

zwei große Kaffeebecher Vollkornhaferflocken

1 geriebener Apfel

1 Banane, in Stücken oder mit einer Gabel zerdrückt

Nüsse

Zimt

Zubereitung:

1. Koche die Haferflocken unter Rühren in der Flüssigkeit auf, bis die typische, breiige Porridge-Konsistenz entsteht.
2. Fülle das Porridge in Müslischalen und garniere es nach Geschmack mit frischen Früchten, Nüssen und Zimt.

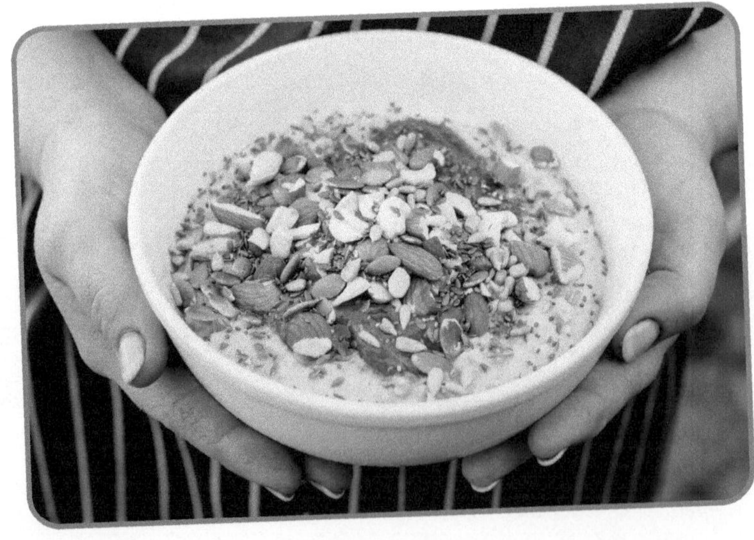

Heiße Schokolade (vegan)

Material:

Mixer, Zweiplattenherd, Kochtopf, Becher, Schneidebrett, Rührlöffel, Küchenbestecke

Zutaten (für 2 große Becher):

2 Datteln, entsteint

500 ml Mandelmilch

1 gehäufter EL „echtes" Kakaopulver

1 gestrichener EL Kokosöl

1 TL Zimt

1 Prise Bourbon-Vanille

1 Prise Kardamom (nach Geschmack)

Zubereitung:

1. Schneide die Datteln klein und zerkleinere sie im Mixer mit der Mandelmilch, bis keine Stücke mehr zu sehen sind.
2. Gib die Mandelmilch mit den übrigen Zutaten in einen Kochtopf und lasse die Flüssigkeit kurz unter Rühren aufkochen.
3. Gieße die heiße Schokolade in große Becher und trinke sie noch heiß.

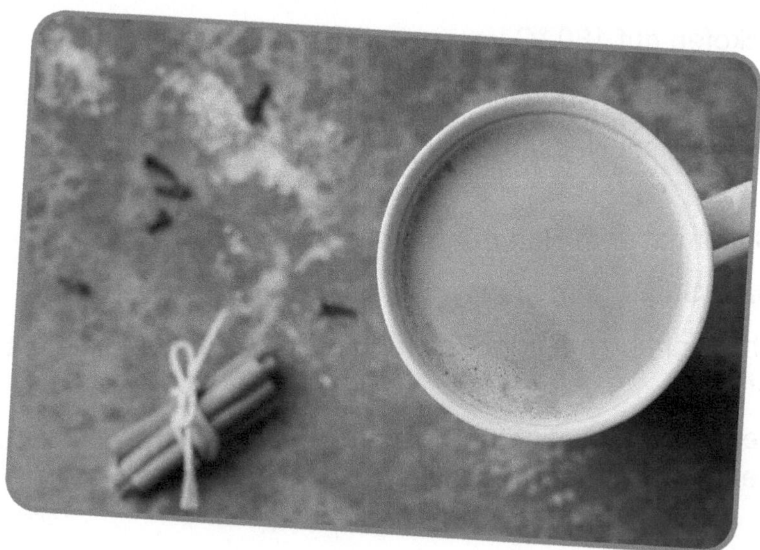

Schoko-Muffins (mit Honig)

Material:

Muffinblech, Rührschüssel, Handrührgerät, Küchenbestecke, Muffin-Papierbackförmchen

Zutaten (für 12 Muffins):

280 g Weizen-Vollkornmehl

100 g gemahlene Haselnüsse

1 Pkg. Weinstein-Backpulver

½ TL Natron

1 ½ EL Kakao

1 TL Zimt

1 Msp. Bourbon-Vanille

180 g weiche Butter

170 g Akazienhonig

200 g Sauerrahm (saure Sahne)

----

12 Muffin-Papierbackförmchen

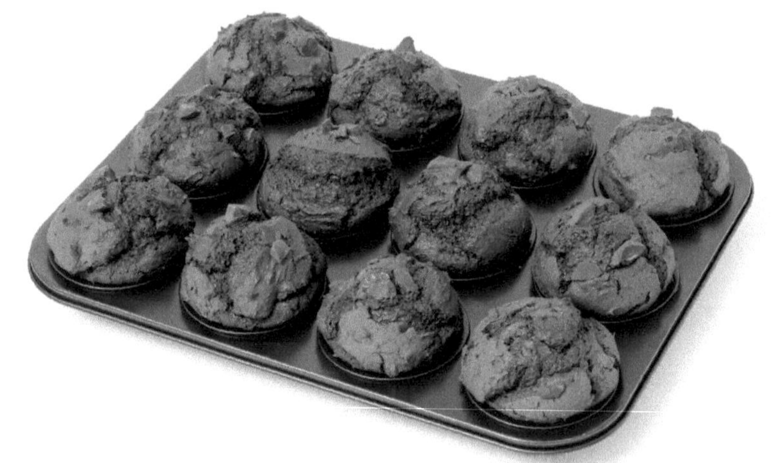

Zubereitung:

1. Heize den Backofen auf 180 °C vor.
2. Setze die Papierbackförmchen in die Vertiefungen vom Muffinblech ein.
3. Vermische das Mehl mit Nüssen, Backpulver, Natron, Kakao, Zimt und Bourbon-Vanille.
4. Schlage die Butter mit dem Handrührgerät schaumig.
5. Rühre Honig und Sauerrahm unter.
6. Rühre die Mehlmischung mit dem Schneebesen kurz unter, bis alle trockenen Zutaten feucht sind.
7. Verteile den Teig auf die Muffinförmchen und backe die Muffins für ca. 20 - 25 Minuten auf der mittleren Einschubleiste.

KOHL VERLAG Zucker in unserer Ernährung - Bestell-Nr. 12 698

Marmorkuchen (mit Stevia)

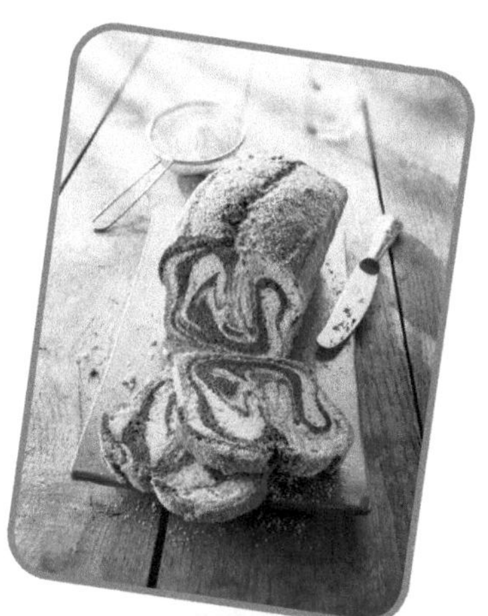

Material:

Küchenwaage, 2 Rührschüsseln, Handrührgerät, Teigschaber, Kastenform, verschiedene Küchenbestecke, Küchenrolle zum Einfetten

Zutaten (für eine Kastenform):

200 g Butter

100 g gemahlene Mandeln

80 g Stevia (Pulver)

5 Eier

200 g Dinkel- oder Weizenvollkornmehl

1 Pkg. Weinstein-Backpulver

2 EL „echten" Kakao

1 Prise Salz

1 Prise Bourbon-Vanille

190 ml Milch

Tipp:

Ob der Kuchen durchgebacken ist, kannst du mit einem Holzstäbchen (Zahnstocher) testen: Stecke das Stäbchen in den noch heißen Kuchen. Wenn beim Herausziehen kleine, feste Krümel daran hängen bleiben, ist der Kuchen fertig. Wenn am Stäbchen flüssige Teigreste kleben, musst du den Kuchen noch ein paar Minuten weiterbacken.

Zubereitung:

1. Schlage die Butter mit Stevia und Salz mit dem Handrührgerät (Rühraufsätze) in einer Rührschüssel schaumig.
2. Füge nach und nach die Eier hinzu und rühre die Masse weiter.
3. Rühre Mehl, Mandeln, Backpulver und Vanille unter und füge die Milch hinzu.
4. Fette eine Kastenform mit Butter.
5. Heize den Backofen auf 180 °C (Ober-/Unterhitze) vor.
6. Gib 2/3 des Teiges in die Kastenform und streiche ihn glatt.
7. Verrühre den restlichen Teig mit dem Kakao und verteile den dunklen auf dem hellen Teig.
8. Ziehe eine Gabel spiralförmig durch den Teig, sodass eine Marmorierung entsteht.
9. Backe den Kuchen für etwa 50 Minuten bei 180 °C in der Backofenmitte.

Butterkekse (mit Kokosblütenzucker)

Material:

Küchenwaage, Handrührgerät, Frischhaltefolie, Rührschüsseln, Teigschaber, Küchenbestecke

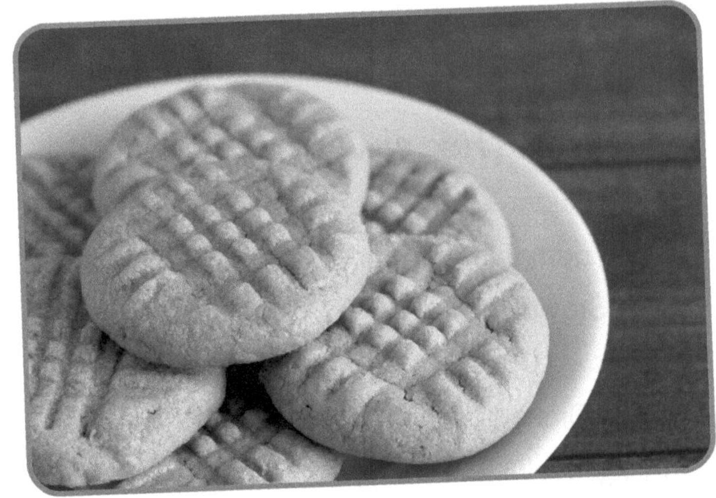

Zutaten (für ein Blech):

150 g Hafermehl

60 g gemahlene Mandeln

50 g Kokosblütenzucker

125 g Butter

1 Prise Bourbon-Vanille

Zubereitung:

1. Verknete die Zutaten für den Teig mit dem Handrührgerät (Knethaken) in einer Rührschüssel.
2. Kühle den Teig in Frischhaltefolie gewickelt für mindestens 30 Minuten im Kühlschrank (besser über Nacht).
3. Fette ein Backblech oder lege es mit Backpapier aus.
4. Heize den Backofen auf 180 °C (Ober-/Unterhitze) vor.
5. Forme Rollen aus dem Teig (Durchmesser 4 cm).
6. Schneide mit einem scharfen Messer Scheiben in 1-2 cm Dicke ab und forme Kugeln daraus.
7. Lege die Kugeln auf das Backblech und drücke sie mit einer Gabel platt, so dass runde Kekse mit Streifen/Rillen entstehen.
8. Backe die Kekse für 20 Minuten bei 180 °C.
9. Bewahre die Kekse in einer Keksdose auf.

KOHL VERLAG Zucker in unserer Ernährung – Bestell-Nr. 12 698

Milchreis (vegan)

Material:

Zweiplattenherd, Kochtopf, Küchenwaage, großer Rührlöffel, Küchenbesteck, Schneidebrett für die Früchte

Zutaten (für 8 Portionen):

250 g Milchreis

1 l Pflanzendrink nach Wahl
(z. B. Hafer-, Soja-, Mandelmilch)

½ TL Bourbon-Vanille

1 Prise Salz

----

frische Früchte, Zimt, Fruchtmus nach Geschmack

Zubereitung:

1. Fülle alle Zutaten in einen ausreichend großen Topf.
2. Bringe den Milchreis bei mäßiger Hitze und unter häufigem Rühren zum Kochen (Vorsicht: brennt leicht an!).
3. Lasse den Milchreis auf niedriger Stufe für etwa 25 Minuten köcheln. Rühre regelmäßig um. Falls er anzubrennen droht, gib noch etwas Pflanzendrink hinzu.
4. Iss den Milchreis warm mit frischen Früchten, Zimt, Fruchtmus oder einfach so!

Milchreis (mit Kuhmilch)

Material:

Zweiplattenherd, Kochtopf, Küchenwaage, großer Rührlöffel, Küchenbesteck, Schneidebrett für die Früchte

Zutaten (für 8 Portionen):

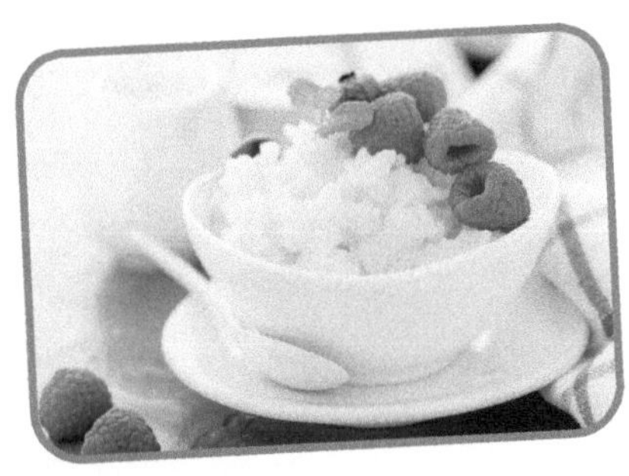

250 g Milchreis

1 l Milch

½ TL Bourbon-Vanille

1 Prise Salz

----

frische Früchte, Zimt, Fruchtmus nach Geschmack

Zubereitung:

1. Fülle alle Zutaten in einen ausreichend großen Topf.
2. Bringe den Milchreis bei mäßiger Hitze und unter häufigem Rühren zum Kochen (Vorsicht: brennt leicht an!).
3. Lasse den Milchreis auf niedriger Stufe für etwa 25 Minuten köcheln. Rühre regelmäßig um. Falls er anzubrennen droht, gib noch etwas Milch hinzu.
4. Iss den Milchreis warm mit frischen Früchten, Zimt, Fruchtmus oder einfach so!

Bananeneis (vegan)

Material:

Schneidebrett, Schneidemesser, Küchenbestecke, Pürierstab, Behälter zum Einfrieren

Zutaten (für ein 750g Brot):

10 Bananen

ca. 80 ml Mandelmilch (je nach Größe der Bananen etwas mehr)

Zubereitung:

1. Schneide die Bananen klein und mixe sie zusammen mit der Mandelmilch in einem Mixer zu einer cremigen Masse.
2. Friere das Bananenpüree über Nacht ein.
3. Vor dem Verzehr sollte das Bananeneis eine Zeit lang antauen.

Alternativ:

1. Schneide die Bananen klein und friere sie über Nacht in einem Gefrierbehälter ein.
2. Lasse sie antauen und mixe sie mit der Mandelmilch in einem Mixer.
3. Verzehre das Bananeneis anschließend.

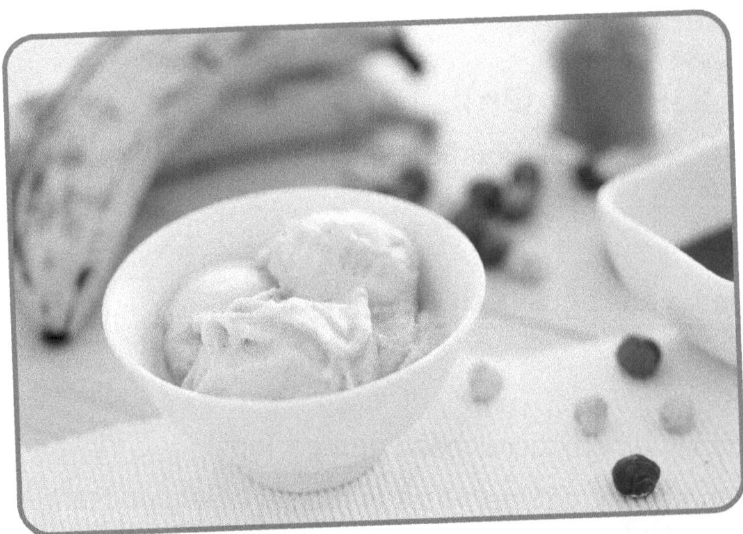